防癌抗癌

有这4步就足够了

主编／靳建旭

U0305299

中国纺织出版社

图书在版编目（CIP）数据

防癌抗癌：有这4步就足够了 / 靳建旭主编 . -- 北京：中国纺织出版社，2018.5

ISBN 978-7-5180-4341-5

Ⅰ . ①防… Ⅱ . ①靳… Ⅲ . ①癌—防治 Ⅳ . ① R73

中国版本图书馆 CIP 数据核字（2017）第 282097 号

编 委 会：张海媛　范永坤　李玉兰　黄　辉　黄艳素
　　　　　　赵红瑾　毛燕飞　逄　莹　王永新　姜　朋
　　　　　　祝　辉　王雪玲　张海斌　王洪侠　黄建团

责任编辑：樊雅莉　　　责任印制：王艳丽

中国纺织出版社出版发行

地址：北京市朝阳区百子湾东里A407号楼　邮政编码：100124

邮购电话：010—67004422　传真：010—87155801

http : //www.c-textilep.com

E-mail : faxing@c-textilep.com

中国纺织出版社天猫旗舰店

官方微博http://weibo.com/2119887771

三河市宏盛印务有限公司印刷　各地新华书店经销

2018 年 5 月第 1 版第 1 次印刷

开本：787×1062　1/16　印张：12

字数：175 千字　定价：36.80 元

前 言

每个人一辈子有 1/5 的可能性患癌。

癌症已经成为中国人第 2 位的死因。

中国每年超过 160 万人诊断为癌症，120 万人因癌症而死亡。

我们谈癌色变，癌症很可怕，但是它并不是不可预防的。

人人都有患癌风险，这句话没错，我们每个人都有原癌基因，但并不是每个人都会得癌症。人体细胞发生癌变是突变累积的结果，这个突变点可能来自于遗传、病毒、环境、生活习惯等因素。遗传会使携带不良突变的个体患癌症的概率比正常人高，环境、病毒等外界因素则会长久刺激人体免疫应答系统，是诱发癌症的重要因素。喝酒、抽烟、熬夜等不良生活习惯也是引发癌症的因素之一。

本书从 4 个方面向我们介绍如何防癌抗癌：首先带我们了解癌症，接受癌症，抵抗癌症；其次，通过详细介绍如何通过健康的饮食和规律的生活起居来抗击癌症威胁；再次，从早发现、早诊断、早治疗 3 个方面介绍在面对癌症时，如何做到"三早"。最后，从常见的癌症种类出发，诠释每一种癌症的相关知识，为防癌抗癌的人群带来力量和希望。

编者

目 录

第1步　重新认识癌症，别让癌症吓破胆

什么是癌症 ……………………… 10

　　癌症的定义 …………………… 10

　　癌症与肿瘤有什么区别 ……… 11

　　癌症其实是一种慢性病 ……… 12

人为什么会得癌症 ……………… 13

　　恶化的外部环境 ……………… 13

　　不良的饮食习惯 ……………… 13

　　生活起居无规律 ……………… 14

　　压力过大或情志失调 ………… 14

　　缺乏运动 ……………………… 14

　　家族遗传 ……………………… 14

常见的癌症有哪些 ……………… 15

最容易被癌症盯上的人群 ……… 17

　　有家族和遗传性疾病的人群 … 17

　　罹患与癌相关疾病的人群 …… 17

　　有不良嗜好的人群 …………… 17

　　职业易感人群 ………………… 17

　　个性特质易感人群 …………… 18

　　过敏体质人群 ………………… 18

　　经常熬夜的人群 ……………… 18

　　肥胖人群 ……………………… 18

　　维生素缺乏的人群 …………… 18

　　经常憋便的人群 ……………… 18

癌症防治的误区 ………………… 19

第2步　建立健康生活方式，癌症就可防可控

健康饮食是防癌抗癌的关键 …… 22

　　养成良好的饮食习惯很重要 … 22

防癌抗癌饮食讲究搭配好 ……… 27

致癌食物黑名单 ………………… 28

国际上公认的防癌抗癌食物 … 29

防癌抗癌中药材 … 30

生活有规律，癌症远离你……… **31**

起居有常，制定健康时间作息 31

不熬夜 … 33

管好情绪，让癌细胞无机可乘… **34**

九成癌症与情绪有关 … 34

调整情绪，与癌症打持久战 … 35

合理运动，既防癌也抗癌……… **36**

运动为什么能防癌抗癌 … 36

选择适合自己的运动方式 … 37

癌症防治最有效的运动方法

排行榜 … 38

第3步　未病先防，癌症防治有"三早"

第一早：早发现…………… **44**

警惕身体小征兆，也许是

患癌的信号 … 44

这些自检方法你一定要学会 … 46

定期体检，早期癌早发现 … 48

常规体检不能作为预防癌症的

唯一重要途径 … 48

什么是防癌体检 … 49

防癌体检的防癌优势 … 49

别走进体检误区 … 50

第二早：早诊断…………… **53**

当前检查癌症的主要方法有哪些 53

早期发现癌症，必须满足

以下特性 … 56

读懂癌症筛查报告 … 57

第三早：早治疗…………… **60**

生了癌，切莫乱投医 … 60

当前治疗癌症的主要方法

有哪些 … 60

如何选择最合适的治疗方案 … 62

第4步　得了癌症莫担心，跟着医生做就够了

肺癌 ···························· **64**

哪些因素易导致肺癌 ······ 64

肺癌的临床表现 ············ 66

肺癌的检查与治疗 ·········· 67

肺癌患者不同时期的

食养方法 ···················· 69

肺癌患者的生活调护 ······ 72

肝癌 ···························· **74**

哪些因素易导致肝癌 ······ 74

肝癌的临床表现 ············ 76

肝癌的易患人群 ············ 77

肝癌的检查与治疗 ·········· 79

肝癌患者不同时期的食养

方法 ·························· 81

肝癌患者的生活调护 ······ 84

胃癌 ···························· **85**

哪些因素易导致胃癌 ······ 85

胃癌的临床表现 ············ 86

胃癌的易患人群 ············ 87

胃癌的检查与治疗 ·········· 88

胃癌患者不同时期的

食养方法 ···················· 90

胃癌患者的生活调护 ······ 92

肠癌 ···························· **93**

哪些因素易导致肠癌 ······ 93

肠癌的临床表现 ············ 93

肠癌的易患人群 ············ 94

肠癌的检查与治疗 ·········· 95

肠癌患者不同时期的

食养方法 ···················· 97

肠癌患者的生活调护 ······ 100

宫颈癌 ·························· **101**

哪些因素易导致宫颈癌 ··· 101

宫颈癌的临床表现 ········· 102

宫颈癌的易患人群 ········· 103

宫颈癌的检查与治疗 ······ 104

宫颈癌患者不同时期的

食养方法 ………… 106

宫颈癌患者的生活调护 …… 108

乳腺癌 ………………… 109

哪些因素易导致乳腺癌 …… 109

乳腺癌的临床表现 ………… 110

乳腺癌的检查与治疗 ……… 112

乳腺癌患者不同时期的

食养方法 ………… 114

乳腺癌患者的生活调护 …… 117

卵巢癌 ………………… 118

哪些因素易导致卵巢癌 …… 118

卵巢癌的临床表现 ………… 119

卵巢癌的易患人群 ………… 121

卵巢癌的检查与治疗 ……… 121

卵巢癌患者不同时期的

食养方法 ………… 123

卵巢癌患者的生活调护 …… 125

鼻咽癌 ………………… 126

哪些因素易导致鼻咽癌 …… 126

鼻咽癌的临床表现 ………… 127

鼻咽癌的易患人群 ………… 128

鼻咽癌的检查与治疗 ……… 129

鼻咽癌患者不同时期的

食养方法 ………… 131

鼻咽癌患者的生活调护 …… 133

白血病 ………………… 134

哪些因素易导致白血病 …… 134

白血病的临床表现 ………… 135

白血病的易患人群 ………… 135

白血病的检查与治疗 ……… 137

白血病患者不同时期的

食养方法 ………… 139

白血病患者的生活调护 …… 142

膀胱癌 ………………… 143

哪些因素易导致膀胱癌 …… 143

膀胱癌的临床表现 ………… 144

膀胱癌的检查与治疗 ……… 146

膀胱癌患者不同时期的

食养方法 ………… 148

膀胱癌患者的生活调护 …… 149

喉癌 …………………… 150

哪些因素易导致喉癌 ……… 150

喉癌的临床表现 ………… 151

喉癌的检查与治疗 ……… 154

喉癌患者不同时期的

食养方法 ………… 156

喉癌患者的生活调护 …… 157

肾癌……………… **158**

哪些因素易导致肾癌 …… 158

肾癌的临床表现 ………… 159

肾癌的易患人群 ………… 161

肾癌的检查与治疗 ……… 161

肾癌患者不同时期的

食养方法 ………… 163

肾癌患者的生活调护 …… 165

前列腺癌……………… **166**

哪些因素易导致前列腺癌 … 166

前列腺癌的临床表现 …… 167

前列腺癌的易患人群 …… 168

前列腺癌的检查与治疗 … 169

前列腺癌患者不同时期的

食养方法 ………… 171

前列腺癌患者的生活调护 … 173

胰腺癌……………… **174**

哪些因素易导致胰腺癌 …… 174

胰腺癌的临床表现 ……… 175

胰腺癌的易患人群 ……… 175

胰腺癌的检查与治疗 ……… 176

胰腺癌患者不同时期的

食养方法 ………… 177

胰腺癌患者的生活调护 …… 179

淋巴癌……………… **180**

哪些因素易导致淋巴癌 …… 180

淋巴癌的临床表现 ……… 181

淋巴癌的易患人群 ……… 182

淋巴癌的检查与治疗 …… 183

淋巴癌患者不同时期的

食养方法 ………… 184

淋巴癌患者的生活调护 …… 185

甲状腺癌……………… **186**

哪些因素易导致甲状腺癌 … 186

甲状腺癌的临床表现 …… 188

甲状腺癌的易患人群 …… 188

甲状腺癌的检查与治疗 … 189

甲状腺癌患者不同时期的

食养方法 ………… 190

甲状腺癌患者的生活调护 … 192

重新认识癌症，别让癌症吓破胆

提到癌症，人们就会毛骨悚然！其实，癌症并非绝症，就像高血压一样是一种慢性疾病，可防可治，不必谈"癌"色变。你知道吗？1/3的癌症是可以治愈的，1/3的癌症是可以预防的，即使剩下的那1/3，通过现代医疗手段，改变生活习惯，提高生活质量也可以得到大大改善，带瘤生存也并非难事。

什么是癌症

癌症的定义

提到癌症，人们就会毛骨悚然！

那么什么是癌症？癌症其实不同于其他疾病，它是一种非常特别的身体健康问题。例如人们患了心脏病，表示患者的心脏和动脉功能不健全，这些组织需要保养、治疗；患糖尿病，则是指患者的血糖指数异常，必须校正细胞对胰岛素的反应。而患了癌症却完全不是这么一回事，它不是一种单一的身体某种器官的疾病，而是某个系统内的疾病。

癌，是人体内的一种新生物（就是在正常情况下不应该有的东西）。这种新生物由一群不随生理需要而自由发展的癌细胞所组成，是组织来源为上皮组织的恶性肿瘤，其细胞常侵及周围健康组织，引起邻近或远隔部位的转移。

癌，有它自身的特点：

1. 癌细胞分裂不受控制，并总是优先夺取养料，侵压周围健康组织。

2. 癌细胞容易转移，一方面癌细胞之间联系很松散，另一方面癌细胞很容易随血流和淋巴转移和扩散。

3. 癌细胞是幼稚细胞，不能执行正常功能。

其实，癌症并非绝症，就像高血压一样是一种慢性疾病，可防可治，不必谈"癌"色变。

防癌抗癌小贴士

癌症与肿瘤

人们常常把肿瘤与癌混为一谈，认为肿瘤就是癌症，癌症就是肿瘤，其实不然。肿瘤包括良性肿瘤和恶性肿瘤，恶性程度介于两者之间的又称为"交界瘤"，所以肿瘤不等于癌症。

癌症与肿瘤有什么区别

现在社会上有很多人的医学知识并不是很丰富，甚至有很多人都不知道怎么样去区分肿瘤和癌症，同时肿瘤和癌症的危害性都很大，因此人们必须去了解肿瘤和癌症，才可以去对付肿瘤和癌症。

肿瘤包括良性肿瘤与恶性肿瘤，后者包括常说的"癌症"。良性肿瘤和恶性肿瘤不能混为一谈。

✚ 良性肿瘤

从字面上就可以知道它是一种良性的疾病，良性的当然就是比较好的，至少是不坏的。它的生长速度通常比较缓慢，一般在其生长地的局部向外面膨胀性地生长，通常不会侵蚀和破坏邻近的组织器官，也不会向远处发生扩散转移，因此它的危害相对来说比较小，一般不带来严重后果。病理学检查，良性肿瘤细胞结构与正常细胞相似，无核分裂现象，对人的生命无影响。如脂肪瘤、纤维瘤、子宫肌瘤、卵巢囊肿等。

但要注意的是，良性肿瘤尽管本身是良性的，但它如果长得很大，也可能会压迫邻近的组织器官从而影响到这个被压迫的组织器官，带来不好的后果，特别是如果它长在身体的要害部位，如脑部也会导致严重的后果，甚至危及生命。另外还有一点要注意，良性肿瘤虽不影响生命，术后不会复发，但少数良性肿瘤在一定条件下，会逐渐转变为恶性肿瘤，因此也应及早治疗。

✚ 恶性肿瘤

就是通常人们所说的"癌症"，"癌症"是大家对恶性肿瘤的俗称，两者是等同的。很显然它是一种恶性疾病，从字面上就可以知道其性不善。它的生长速度通常比较快，并能够侵犯周围组织，与周围组织无明显界线，质地较硬，无包膜，除体积较大外，常向周围蔓延、扩散，有强大的破坏性和杀伤力。病理学检测，除了体积增大阻塞或压迫周围组织外，细胞完全失去正常生理功能，最后导致人的死亡。

癌症其实是一种慢性病

生活中，很多人一查出来癌症就已经是中晚期了，很不理解："我怎么一下子就得了癌症呢？"其实，癌症真不是"一下子"得的，它是一种慢性病。这种看法也得到了国际上的普遍认可，自 2006 年起，世界卫生组织(WHO)等国际权威机构纷纷改弦易辙，把原来作为"不治之症"的癌症重新定义为可以治疗、控制甚至治愈的慢性病。

✚ 癌症具有慢性病的普遍特点

慢性病是一种长期存在的疾病状态，是致病因子长期作用于人体，使器官及其功能损伤、失调并逐步累积而成的。癌症作为一种慢性病，同样具有慢性病的普遍特点：起病缓，患病率高，病因复杂，病程长，不可逆，经常反复发作，危害大，并发症多，治疗费用高。

✚ 癌症发生发展的过程

现代研究证实：癌症的发生是一个长期的、渐进的过程，经历多个阶段。从正常细胞演变成癌细胞，再形成肿瘤，通常需要 10 ~ 30 年，甚至更长。只有当危险因素对机体的防御体系损害严重，修复能力降低，细胞内基因变异累积到一定程度，癌症才会发生。

因此，尽管绝大多数癌症患者的病情会呈进行性发展，但也跟大多数慢性病一样，有一个较长的潜伏期，在短时间内不会发作，从发作到死亡还有一个较长的发展过程。我们完全有理由相信，把癌症当作一种慢性病看待，理论上是有依据的，临床上是可行的。

癌变流程图

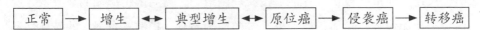

"癌症是一种慢性病"，只要加强预防，及早发现，及早治疗，再加上越'瞄'越准的新药，癌症并没有想象中那么可怕。

人为什么会得癌症

目前，癌症的发病率逐年升高，死亡率也居各种慢性病之首。那么，人为什么会得癌症呢？关于这个问题，目前仍在深入研究之中，但大量的临床观察和实验研究资料表明，癌症的发病与许多因素都有着密切的关系，有内部因素，也有外部因素。

恶化的外部环境

癌症的发生与人们现在的生活环境息息相关，比如大量汽车废气，大量现代农药的使用，都严重污染了空气和环境。特别是空气污染的危害更为严重，因为人每时每刻都是要呼吸的，污染过的空气通过呼吸进入人体内，其中的污染物会在人体器官内聚集，聚集的污染物越多，对人体器官的伤害也就越大，这就为癌症滋生提供了有利条件。

不良的饮食习惯

不健康的生活方式被公认为导致癌症高发的原因之一。有数字显示，遗传对于癌症的贡献率不足20%，其他80%以上是生活方式等因素。癌症的发生与人们日常的饮食习惯关系密切，从导致中国人发生癌症主要的危险因素的调研可以看出，病毒感染、吸烟、水果摄入偏少、饮酒、蔬菜摄入偏少等榜上有名。

有句话是这么说的："一个癌字三张口，胡吃海喝加瞎抽。"这句话很形象地总结了不良的饮食习惯对癌症发生发展的影响，比如一日三餐不好好吃饭，却热衷于各种高热量、高盐的零食；喜欢吃大鱼大肉，而蔬菜水果吃得少；喜欢吃甜食，油炸、烧烤或腌制食物；嗜酒，烟不离手，等等。

生活起居无规律

生活不规律，饮食不合理。现代人往往不按正常的时间休息，熬夜基本上是家常便饭，有的甚至于通宵达旦，殊不知在需要休息的时候不休息，对人体的正常神经系统造成多大的影响。这样的生活习惯对致癌有很大影响。

压力过大或情志失调

有些人在疲惫和情绪不佳、精神压力大的状态下，还是长时间超负荷劳作，就会破坏人体正常的免疫功能。免疫系统是人体健康的重要防卫系统，其功能受损，人们患癌的概率会大大增高。

缺乏运动

不运动的人免疫力会下降，脂肪易堆积，易形成高血压、高脂血症；身体机能会减退，器官老损速度加快，导致器官功能衰退。所以还是要多多锻炼，不仅美容健身，还能远离疾病。

家族遗传

目前认为，癌症不是直接遗传性疾病，但是确有少数癌症的发病有家族聚集的倾向，家族中有人患癌，其后代患癌的机会比一般人可明显增多。这些癌叫作遗传型家族性癌，包括食管癌、大肠癌、乳腺癌、胃癌、子宫内膜癌等。这种遗传因素形成的影响，在医学上称为遗传易感性。有一些病不属于癌症，但是可以发生癌变，而且具有遗传性，临床上叫遗传肿瘤综合征，如家族性结肠息肉症。息肉可以恶变为结肠癌，这种病人必须提高警惕，密切观察。

总之，癌症的发生发展正是通过内外因素长期作用，从正常细胞到癌细胞的缓慢变化的过程。

常见的癌症有哪些

近年来的癌症发病率增长过快，癌症病人越来越年轻化，癌症已经成为人类生命的第一大类杀手。世界卫生组织专家预测，如果没有有效的预防，2020年全球每年新发病例将达到1500万。目前，癌症中最常见的主要有以下8大类：

癌症名称	介绍
胃癌	胃癌是我国最常见的恶性肿瘤之一，饮食不规律，三餐不定时，吃饭速度过快，食物过烫，以及喜欢食用含有致癌物质亚硝酸盐较多的烟熏食物，经常食用隔夜菜和霉变食物，不吃蔬菜等，都会增加患胃癌的概率
食管癌	食管癌是人类常见的恶性肿瘤，我国是食管癌高发区。食管癌人群和胃癌人群较为相似，都是饮食习惯不好的人，主要原因是喜进烫食者，尤其是火锅、刚出锅的烫面条或粥、功夫茶等
肝癌	肝癌因为初期症状不明显而很难在早期被人发现，到晚期治疗效果又很差，所以预后较差。有研究表明，长期进食霉变食物是诱发肝癌的重要因素，因为霉变食物中的黄曲霉毒素是目前已明确的致癌物质。另外，有酗酒嗜好的人患肝硬化的可能性会增大，而肝硬化和肝癌又有着很密切的关系。饮酒虽不是导致肝癌发病的直接原因，但饮酒是致癌物的帮凶，它能促进致癌物的致癌作用，还能抑制免疫系统功能，酒精还可以刺激垂体的分泌，加快细胞分裂的速度，增加机体对致癌物的易感性

续表

癌症名称	介绍
胰腺癌	胰腺癌是常见的胰腺肿瘤，恶性程度很高，5 年生存率小于 1%，是预后最差的恶性肿瘤之一。胰腺是人体重要的消化器官，对食物消化、吸收和糖分代谢起重要作用，因而人们的生活方式，特别是饮食习惯直接关系着胰腺的健康。酗酒和暴饮暴食的人，高糖、高脂、高蛋白质饮食会刺激胃肠道释放激素，增加胰腺对致癌物的敏感性，明显增加患胰腺癌的危险。有研究显示，长期大量饮用咖啡能使患胰腺癌的危险增加 3~4 倍
肺癌	肺癌发生于支气管黏膜上皮，又被称为支气管癌。在男性癌症患者中肺癌的发病率很高，肺癌的发病与长期吸烟、大气污染和灰尘中的致癌物质有关，尤其是香烟本身就具备致癌物质，长期吸烟是患肺癌最主要的因素。当然长时间工作压力较大，会导致人体免疫力下降，也是肺癌患病率增加的原因
肠癌	肠癌是很常见的消化道肿瘤，以直肠癌居多，其次是乙状结肠癌、盲肠和升结肠癌、横结肠癌及降结肠癌。饮食及生活习惯不健康，饮食长期多肉少菜，且便秘人群的肠癌发病率较高
乳腺癌	乳腺癌是女性常见的恶性肿瘤之一，但男性也不是绝对不会得。情绪不稳定、经常生气、滥用含雌激素的保健品和化妆品等，都是乳腺癌找上门的重要因素。此外，肥胖和不哺乳的女性，都可能让乳腺癌找上门
血癌	血癌是白血病的俗称，是近年来高发的癌症之一。它与环境密切相关，比如工作时常接触化学药品或辐射，新装修的房屋等，都可能导致白血病的发生。另外，需要注意的是，经常染发也可能导致血癌发病率增加

　　除以上所讲的 8 大癌症外，我们可能还会接触到鼻咽癌、前列腺癌、淋巴癌、膀胱癌、子宫颈癌、脑癌等 100 多种癌症。

最容易被癌症盯上的人群

有家族和遗传性疾病的人群

许多常见的恶性肿瘤如胃肠癌、食管癌、乳腺癌、肝癌、白血病等，往往有家族聚集现象。这类人群发病较早，且有多发倾向。某些染色体异常的遗传性疾病的人群，也易患恶性肿瘤，如 21 号染色体畸变，患儿发生急性白血病的概率为正常儿童的 15 ～ 30 倍。

罹患与癌相关疾病的人群

长期患有慢性胃炎、子宫颈炎、乙型肝炎、皮肤溃疡的病人，如果不及时调治，就容易患癌症。

有不良嗜好的人群

生活中的一些不良嗜好，往往会促使癌症的发生，比如长期吸烟的人易患肺癌、胃癌，经常喝过热的水、汤及吃刺激性强或粗糙食物的人易患食管癌，长期酗酒者易患食管癌、肝癌，等等。

职业易感人群

长期接触医用或工业用辐射的人群，在接受超剂量的照射后较容易患白血病、淋巴瘤。长期接触石棉、玻璃丝的人群易患间皮瘤。长期吸入工业废气、城市污染空气的人群易肺癌。

个性特质易感人群

精神长期处于抑郁、悲伤、自我克制及内向的人，易患癌症。

过敏体质人群

对药物或化学制剂等过敏的人比没有过敏史的人更容易患上癌症。

经常熬夜的人群

夜间是细胞裂变最旺盛的时期，睡眠不好，很难控制细胞发生变异而形成癌细胞。

肥胖人群

研究资料显示，肥胖女性发生结肠癌的危险性比一般女性高 2 倍，腰部以上特别肥胖的女性患乳腺癌的可能性要高出正常女性 4～6 倍。

维生素缺乏的人群

维生素 A 缺乏者患胃癌的危险会增加 3.5 倍，患其他癌症的危险增加 2 倍多。在维生素 E 不足的人群中，唇癌、口腔癌、咽癌、皮肤癌、宫颈癌、胃癌、肠癌、肺癌等的患病率均增高。

经常憋便的人群

尿液中有一种致癌物质，会侵害膀胱的肌肉纤维，促发癌变；大便中的有害物质多为致癌物质。

癌症防治的误区

误区一：癌症是不治之症

目前在群众中"恐癌"心理相当普遍，一些患者认为得了癌症就等于判处了死刑，所以放弃治疗。

专家纠错

癌症并非不治之症，至少有 13 种恶性肿瘤在早期经过手术、放疗、化疗等正规治疗可以治愈，还有 10 种左右的恶性肿瘤经治疗后可以延长生存期以及无瘤生存期。初步来讲，1/3 的肿瘤能够治愈，1/3 的病人能够长期生存，剩下 1/3 也能得到明显的临床改善。因此，肿瘤实际上是一种可治的疾病。

误区二：发现癌症需向病人保密

临床上，经常碰到家属要求医务人员向病人隐瞒真实病情，这曾被认为是对癌症病人的保护性措施。

专家纠错

肿瘤的治疗，如手术、化疗、放疗等一系列治疗过程，都需要病人的密切配合，如果病人不知情，对治疗难以理解，不能很好地配合治疗，反而容易贻误最佳治疗时机。

误区三：放化疗毒性大，病人难以承受

放疗化疗毒性大，会把身体打垮，使病人去得更快，这也是癌症患者常见的认识。

专家纠错

虽然化疗在杀灭癌细胞的同时也会损害正常细胞，造成白细胞降低、恶心呕吐、脱发等不良反应，但对于全身有转移或者手术后体内仍然存在的亚临床转移灶来说，用化疗杀灭它仍然是必不可少的癌症治疗手段。同时，针

对化疗的各种不良反应，目前已有很多药物可以保持正常细胞、升高白细胞数量，从而减轻化疗对机体的伤害。

误区四：盲目相信民间秘方偏方

民间经常流传某人有祖传多少代治癌偏方秘方，曾经治愈了某一个癌症病人，不少患者上当受骗，既浪费了钱财，又丧失了最佳治疗时机。

> **专家纠错**

其实治愈的病人，有可能是误诊，不是肿瘤。另外，癌症病人的治疗大多采用多种方法综合治疗，很难确定究竟是其中的某种方法起了作用还是综合作用的结果。

误区五：吃得营养肿瘤细胞长得快

一些肿瘤患者认为吃有营养的东西越多，肿瘤细胞生长就越快；不吃有营养的东西，就能"饿死"肿瘤细胞。

> **专家纠错**

如果为防肿瘤得到营养，而以正常组织得不到营养为代价，其最终结果是同归于尽。其实，肿瘤的手术、放化疗，都需要良好的身体做保证，没有较好的体力，难以承受手术、放疗、化疗等治疗。

误区六：肿瘤手术切除即为治愈

很多患者及家属认为，手术切除了肿瘤，就治好了癌症。

> **专家纠错**

恶性肿瘤具有转移性和侵袭性，可通过淋巴和血液途径向全身扩散。盲目乐观耽误了患者的后续治疗，最终影响病人生存质量。

误区七：出院后就不再回医院复查

部分病人症状缓解或肿块消失后自认为已治愈，即放弃治疗。

> **专家纠错**

不注意复查的患者，往往癌症会很快复发或发生远处转移，病情恶化，使所有治疗前功尽弃。所以，定期复查对症状有所好转的患者，是非常必要的。

建立健康生活方式，癌症就可防可控

　　现代社会高速运转，人们工作和生活的节奏都非常快，在这样的环境下，健康显得尤为重要。保持健康，最重要的就是把健康生活方式融入到点点滴滴的日常生活中，比如远离烟草，建立合理、科学的膳食结构，多吃蔬菜、水果，少吃高蛋白、高脂肪的食物，加强运动等。

健康饮食是
防癌抗癌的关键

癌症是细胞增殖和凋亡的过程，而饮食在这个过程中扮演者导火线的角色。据不完全统计，约有 1/3 的癌症与饮食有关，除了消化系统肿瘤，还有鼻咽癌、乳腺癌、宫颈癌、前列腺癌等。因此，主动控制摄食成分和改变饮食习惯，建立健康的饮食习惯，在抗癌中起着至关重要的作用。

养成良好的饮食习惯很重要

✚ 读懂平衡膳食宝塔，让饮食有规律

膳食宝塔建议各类食物摄入量都是指食物可食部分的生重。各类食物的重量不是指某一种具体食物的重量，而是一类食物的总量，因此在选择具体食物时，实际重量可以在互换表中查询。如建议每日 300 克蔬菜，可以选择 100 克油菜、50 克胡萝卜和 150 克圆白菜，也可以选择 150 克 韭菜和 150 克黄瓜。

食物类别	建　议
谷类、薯类及杂豆	谷类包括小麦面粉、大米、玉米、高粱及其制品，如米饭、馒头、烙饼、玉米面饼、面包、饼干、麦片等。薯类包括红薯、马铃薯等，可替代部分粮食。杂豆包括大豆以外的其他干豆类，如红小豆、绿豆、芸豆等。谷类、薯类及杂豆食物的选择应重视多样化，粗细搭配，适量选择一些全谷类制品、杂豆及薯类，因此建议每次摄入 50 ～ 100 克粗粮或全谷类制品，每周 5 ～ 7 次

续表

食物类别	建 议
蔬菜	蔬菜包括嫩茎类、叶类、花类、根类、果实类、种子类及菌藻类。深色蔬菜是指深绿色、深黄色、紫色、红色等颜色的蔬菜，一般含维生素和植物化学物质比较丰富。因此在每日建议的 300 ～ 500 克 新鲜蔬菜中，深色蔬菜最好占一半以上
水果	建议每天吃新鲜水果 200 ～ 400 克 。在鲜果供应不足时可选择一些含糖量低的纯果汁或干果制品。蔬菜和水果各有优势，不能完全相互替代
肉类	肉类包括猪肉、牛肉、羊肉、禽肉及动物内脏类，建议每天摄入 50 ～ 75 克 。目前我国居民的肉类摄入以猪肉为主，但猪肉含脂肪较高，应尽量选择瘦畜肉或禽肉。动物内脏有一定的营养价值，但因胆固醇含量较高，不宜过多食用
水产	水产品包括鱼类、甲壳类和软体类动物性食物。其特点是脂肪含量低，蛋白质丰富且易于消化，是优质蛋白质的良好来源。建议每天摄入量为 50 ～ 100 克 ，有条件可以多吃一些
蛋类	蛋类包括鸡蛋、鸭蛋、鹅蛋、鹌鹑蛋、鸽蛋及其加工制成的咸蛋、松花蛋等。蛋类的营养价值较高，建议每日摄入量为 25 ～ 50 克 ，相当于半个至 1 个鸡蛋
乳类	乳类有牛奶、羊奶和马奶等，量常见的为牛奶。乳制品包括奶粉、酸奶、奶酪等，不包括奶油、黄油。建议量相当于液态奶 300 克、酸奶 360 克、奶粉 45 克，有条件可以多吃一些。婴幼儿要尽可能选用符合国家标准的配方奶制品。饮奶多者、中老年人、超重者和肥胖者建议选择脱脂或低脂奶。乳糖不耐受的人群可以食用酸奶或低乳糖奶及奶制品
豆类及坚果类	大豆包括黄豆、黑豆、青豆，其常见的制品包括豆腐、豆浆、豆腐干及千张等。推荐每日摄入 30 ～ 50 克大豆，以提供蛋白质的量计算， 40 克干豆相当于 80 克豆腐干、120 克北豆腐、240 克南豆腐、650 克豆浆。坚果包括花生、瓜子、核桃、杏仁、榛子等，由于坚果的蛋白质与大豆相似，有条件的居民可吃 5 ～ 10 克坚果替代相应量的大豆

续表

食物类别	建　议
油类	烹调油包括各种烹调用的动物油和植物油，植物油包括花生油、豆油、菜籽油、芝麻油、调和油等，动物油包括猪油、牛油、黄油等。每天烹调油的建议摄入量为不超过 25 克或 30 克，尽量少食用动物油。烹调油也应多样化，应经常更换种类，食用多种植物油
食盐	健康成年人一天食盐（包括酱油和其他食物中的食盐）的建议摄入量为不超过 6 克。一般 20 毫升酱油中含盐 3 克，10 克黄酱中含盐 1.5 克，如果菜肴需要用酱油和酱类，应按比例减少食盐用量

新的膳食宝塔图增加了水和身体活动两项，强调足量饮水和增加身体活动的重要性。水是膳食的重要组成部分，是一切生命必需的物质，其需要量主要受年龄、环境温度、身体活动等因素的影响。在温和气候条件下生活的轻体力活动的成年人每日至少饮水 1200 毫升（约 6 杯）。在高温或重体力劳动的条件下，应适当增加。饮水不足或过多都会对人体健康带来危害。要主动饮水，少量多次，不要感到口渴时再喝水。

✚ 注意饮食的多样化

饮食结构一定要由多种食物组成。要以五谷为主食，肉类、水果、蔬菜为副食，荤素搭配，多样化的饮食，才能保证人体对各种营养物质的需要，才有利于人体的健康。

生命需要食物，食物为机体提供营养素。人体必需的营养素有：碳水化合物、蛋白质、脂类、矿物质、维生素和水。这些营养素在体内具有不同的作用，缺乏其中的任何一种，机体的健康状况都会受到不良影响。

所以，三餐饮食有规律，不暴饮暴食，不大鱼大肉，冷热要平衡，杂精要搭配，膳食均衡，荤素搭配，不挑食，不偏食，每天食物品种越多越能获得全面丰富的营养素。注意食物多样化，以植物性食物为主，在每天的饮食中植物性食物，如蔬菜、水果、谷类和豆类应占 2/3 以上。

✚ 顺应天然，少吃精加工的食品

现代人吃的粮食过于精细，使得纤维素的摄入量大大降低。纤维素能吸附许多水分，推进肠蠕动，加速大便的分泌，使致癌物质在肠道内的停留时间缩短，对肠道的不良影响减少，从而防止肠癌发生。粗粮、麦片、芹菜、木耳等都是富含纤维素的食物，但不宜过量摄入，以免影响营养素的吸收，使体力降低。

✚ 多吃淀粉类食物

经常吃各种谷类、豆类、红薯、植物类根茎，因为食物中的淀粉有预防结肠癌和直肠癌的作用，高纤维饮食有可能预防结肠癌、直肠癌、乳腺癌、胰腺癌的发生。

✚ 多吃蔬菜水果

每天应吃 400 ~ 600 克果蔬，其中绿叶蔬菜、胡萝卜、土豆和柑橘类水果防癌作用最强。每天要吃 5 种以上果蔬，且常年坚持，才有防癌作用。吃水果的原则为饭前 1 个小时，饭后 2 个小时。

✚ 减少红肉摄入量

红肉会增加结肠癌、直肠癌、胰腺癌、肾癌、前列腺癌、乳腺癌的危险。每天吃红肉应少于 90 克，最好用鱼肉和家禽肉代替红肉（即牛、羊、猪肉）。高脂肪饮食可能与前列腺癌、胰腺癌有关系，故要限制高脂饮食，减少动物脂肪的摄入，多以植物油代替。

✚ 限制盐和调料

通常条件下膳食中的亚硝酸盐不会对人体健康造成危害，只有在过量摄入亚硝酸盐，体内又缺乏维生素 C 的情况下，才会对人体造成危害。如果吃得过咸，会破坏胃黏膜，促使硝酸盐还原成亚硝酸盐。限制腌制食品的摄入并控制盐和调料的使用，因为高盐饮食会增加胃癌的患病率。

✚ 戒烟限酒

喝酒引起的胃溃疡和酒精性肝硬化都是癌前病变，可直接导致癌症。喝伤了胃，喝坏了肝，胃癌和肝癌就不远了。经常饮酒还会增加患口腔癌、咽喉癌、食管癌等的危险。即使要喝，也尽量控制不超过二两，相当于 250 毫升啤酒、100 毫升红酒或 25 毫升白酒。不要抽烟，或者戒烟。抽烟的人有一半会死于与抽烟相关的疾病，其中很多是癌症。在美国，90% 的肺癌是直接由抽烟引起的，另外有 3% 是因为吸入二手烟造成的。

✚ 时常喝绿茶

经常喝茶会降低膀胱癌、胃癌和胰腺癌的发病率。其中，绿茶具有较强的抗癌功效，它可以预防结肠癌、肝癌、乳腺癌及前列腺癌。

✚ 吃清洁卫生、不变质的食物

在选购食物时应当选择外观好，没有泥污、杂质，没有变色、变味并符合卫生标准的食物，严把病从口入关。进餐要注意卫生条件，包括进餐环境、餐具和供餐者的健康卫生状况。

防癌抗癌小贴士

如何辨别变质食物？

1. 哈喇味。如油类、核桃、瓜子、糕点、鱼肉类的腌制食品等，含油脂较多，放时间久了，油脂被氧化酸败，就会产生又苦又麻、刺鼻的味道，俗称"哈喇味"。

2. 腐臭味。如猪肉、鱼肉、豆腐、鸡蛋等富含蛋白质的食物若是变质，蛋白质在微生物和酶的作用下被分解为碳化物、醛等物质，产生腐臭味。

3. 酸馊味。如粮食、糖类等富含碳水化合物的食物若是变质，碳水化合物会分解成单糖、醇类等物质，产生酸味或者酒酿味，例如米饭发馊。

4. 氨水味。如虾皮、海米、干贝等水产干货，放的时间久了，其中的蛋白质经过微生物的作用分解成肽和氨基酸，进一步分解为低级胺和氨气，发出氨水味。

防癌抗癌饮食讲究搭配好

✚ 粗细粮要搭配

粗细粮搭配可提升食物的风味，有助营养成分互补，提高营养价值和利用程度。如：精白粉的膳食纤维只有标准粉的 1/3，而维生素 B_1 仅 1/50；小米和红小豆中的膳食纤维比精白粉高 8~10 倍，B 族维生素则要高出几十倍。

✚ 荤素菜要搭配

肉类、鱼、奶、蛋等食品富含优质蛋白质，各种新鲜蔬菜和水果富含多种维生素和矿物质。两者搭配能烹调制成品种繁多、味美口香的菜肴，不仅富于营养，还能增强食欲和利于消化吸收。

✚ 干稀饮食搭配

主食应根据具体情况采用干稀搭配，这样，一能增加饱感，二有助于消化吸收。

✚ 酸碱食要搭配

比如把鳝鱼与藕合吃，这一酸一碱，加之两者所含营养素的互补，对维持机体的酸碱平衡起着很好的作用。一般动物性食物属酸性，绿叶菜等植物性食物属碱性，这两类食物的搭配对人体的益处是显而易见的，也是荤素搭配的优点所在。

✚ 季节搭配

搭配食物要适应季节变化。夏季食物应清淡爽口，适当增加盐分和酸味食品，以提高食欲，补充因出汗而导致的盐分丢失。冬季饭菜可适当增加油脂含量，以增加热能。

致癌食物黑名单

饮食与癌症的发生有一定联系，这是不容质疑的。最新研究数据表明，人类的癌症 80%～90% 是自己招惹的，其中 45% 与饮食、营养因素有关，而其他则与遗传、烟酒、空气污染与水污染有关。2013 年全国肿瘤登记中心调查显示，我国每年新发癌症病例超过 300 万，而膳食与营养因素相关的癌症占 30% 以上，有专家指出，癌症发病与饮食的关系日益密切。

中国医学科学院肿瘤医院公布 10 大致癌食物黑名单，包括腌制熏制食品、烧烤食品、霉变食品、隔夜菜和反复烧开的水，等等。致癌黑名单被曝光，这些在名单上面的食物无疑令人感到害怕，葵瓜子、味精、口香糖、猪肝、腌菜、皮蛋、臭豆腐、市售瓶装鲜果汁、油条、河粉、板条、米粉、粉丝、油条……都在黑名单上。

最强致癌食物一览表

致癌食物名称	致癌原因
腌制食品	咸鱼产生的二甲基亚硝酸盐，在体内可以转化为致癌物质二甲基亚硝酸胺。咸蛋、咸菜等同样含有亚硝酸盐，应尽量少吃
烧烤食物	烤牛肉、烤鸭、烤羊肉、烤鹅、烤乳猪、烤羊肉串等，因可能含有致癌物，不宜多吃
熏制食品	如熏肉、熏肝、熏鱼、熏蛋、熏豆腐干等，含苯并芘，常食易患食管癌和胃癌
油炸食品	食物煎炸过焦后，产生致癌物质多环芳烃。咖啡烧焦后，苯并芘会增加 20 倍。油煎饼、臭豆腐、煎炸芋角、油条等，因多数是使用重复多次的油，高温下会产生致癌物
霉变物质	米、麦、豆、玉米、花生等食品易受潮霉变，被霉菌污染后会产生强致癌物——黄曲霉毒素
隔夜熟白菜和酸菜	会产生亚硝酸盐，在体内会转化为亚硝酸胺
反复烧开的水	反复烧开的水含亚硝酸盐，进入人体后生成致癌的亚硝酸胺

国际上公认的防癌抗癌食物

饮食不当可以致癌，但吃对食物也可以防癌。10 大公认的防癌食物，我们在日常生活中必须要了解。

防癌食物名称	防癌有效成分	防癌原理
红薯	糖脂	抑制癌细胞生长，使衰弱的免疫系统重新振作，可有效预防乳腺癌和结肠癌
胡萝卜	维生素 A、叶酸、木质素	提高生物体免疫能力，抑制或消灭体内的致癌物质和癌细胞，预防癌症发生
菜花	吲哚类物质、萝卜子素	降低人体内雌激素水平，可预防乳腺癌发生；能使致癌物失活，可减少胃肠癌及呼吸道癌的发生
菇类	β-葡萄糖苷酶	香菇中多糖体的抗癌率达 80%～95%，对多种恶性肿瘤如白血病、食管癌、胃癌、肠癌、肺癌、肝癌等都有疗效。金针菇茎内有一种蛋白，它可以激发宫颈癌患者体内的天然抗癌机制，从而使患者依靠自身免疫力来对抗癌细胞
芦笋	叶酸、核酸、硒和天门冬酰胺酶	抑制癌细胞生长，防止癌细胞扩散
番茄	番茄红素	具有独特的抗氧化能力，能清除自由基，保护细胞，使脱氧核糖核酸及基因免遭破坏，阻止癌变进程
葡萄	白藜芦醇	防止健康细胞癌变，并能抑制已恶变细胞扩散
柚、柑橘	诺米林、萜烯	抑制癌细胞生长，防止胃癌的发生
黄豆	异黄酮质、钴、硒、钼等	黄豆对预防乳腺癌、结肠癌和直肠癌效果明显，能减少患结肠癌和直肠癌的危险
海产品	碘	海带、紫菜、裙带菜等海藻类，都具有一定的抗癌作用

防癌抗癌中药材

中药名称	防癌抗癌有效成分	防癌抗癌功效
灵芝	子实体含灵芝三萜、灵芝多糖、蛋白质、有机锗、微量元素硒、灵芝纤维素、多种氨基酸等成分，能提高免疫功能，抑制癌细胞	灵芝是最佳的免疫功能调节和激活剂，它可显著提高机体的免疫功能，增强患者自身的抗癌能力。能保护癌症患者体内正常细胞的 DNA 不再氧化，防止癌细胞的再生。灵芝使得癌症病人的身体得到放松，更加有利于睡眠休息和饮食。灵芝还能够增加癌症患者对疼痛的耐受性，具有非常好的镇痛、镇静作用
冬虫夏草	精蛋白、精纤维、虫草酸、冬虫草素和维生素 B_{12}	冬虫夏草有很好的药用价值，常见的有抗肿瘤，提高免疫力，提高细胞能力，改善心脏功能，调节呼吸系统功能及肾脏功能，提高造血功能，调节血脂，调节性功能等。其中抗肿瘤和提高免疫力用于临床恶性肿瘤的治疗
西洋参	人参皂苷	抗肿瘤和提高免疫功能
黄芪	黄芪多糖类、胆碱、甜菜碱、叶酸和多种氨基酸	有提高非特异性免疫力和细胞免疫力的作用
当归	挥发油成分	诱导癌细胞凋亡，调节人体免疫功能
三七	三七皂苷 Rd	三七皂苷 Rd 能使培养的肿瘤细胞 92% 受到抑制。三七还有抗噬菌体活性。临床上常用于肺癌、食管癌、宫颈癌等癌瘤属瘀血阻滞或兼出血者

生活有规律，癌症远离你

中医认为，人之所以患病是因为身体内在平衡被打乱了，而有规律的生活则有益于患者机体内平衡的恢复。

起居有常，制定健康时间作息

我们的身体好比一个秩序井然的工厂，身体内不同器官的活动就像高度协调的生产线，所有的原材料和零部件必须按时送达，才能保证每条生产线上的产品正常生产，维持工厂的正常运行。同样的，我们的身体需要按时吃饭，按时休息，来维持健康的身体功能。

生物钟是人类内在的定时器，也存在于其他绝大多数物种。地球的自转，让栖居在这颗星球上的生物经历着循环往复的昼夜交替，同时自然地通过昼夜变化来预知环境变化，进而调节各项生理活动。

下面给自己制订一个健康的生活作息表，一起来健康生活。

时间	注意
7:00 起床	7:00 是起床的最佳时刻，身体已经准备好一切了 打开台灯，告诉身体的每一个部分，尽快从睡眠中醒来，调整好生物钟 醒来后需要喝 1 杯温开水，水是身体内成千上万种化学反应得以进行的必需物质，饮水帮助每一个缺水的细胞都重新活力四射
7:20—8:00 吃早饭	早饭必须吃，这没有什么好解释的！ 一上午专注的工作和学习需要正常的血糖来维持，因此为自己准备一份丰盛的早餐是必须的
8:30—9:00 避免运动	清晨并不是运动的最佳时间，因为此时免疫系统功能最弱，如果距离不远的话，可以选择步行上班，这是很健康的

续表

时间	注意
9:00—10:30 工作	安排最困难的工作和学习的最佳时间，因为这一时间段头脑最清醒，思路最清晰 千万不要把宝贵的时间用来看电影、逛淘宝
10:30—11:00 眼睛休息 吃点水果	眼睛很累了，需要休息一会儿看看窗外 上午吃水果是金，水果的营养可以充分被身体吸收。此时血糖可能会有一些下降，让身体无法专心工作，水果是最佳的加餐食物
12:00—12:30 午餐	豆类是很棒的食物，富含膳食纤维和蛋白质，午餐别光顾着吃肉，多吃些豆类食物
12:30—13:00 午休	30分钟的午休会让你精力充沛，更重要的是会更健康 逛淘宝、聊天并不能帮你缓解困意，反而会在停止后更加困倦，最好的休息方式还是小睡一会儿
16:00 喝杯酸奶	酸奶是零负担的健康零食。酸奶在保持血糖稳定的同时，还能帮助肠道消化，而且有研究发现，喝酸奶对心血管系统的健康很有帮助
18:00 晚餐	吃晚餐最佳时间是18点左右，晚餐后四小时内尽量别睡觉，有研究表明，晚餐少吃睡得香。正确的晚餐应该吃八分饱，以自我感觉不饿为度
19:00 最佳锻炼 时间	晚餐后稍作休息，可以开始健身了。你可以选择相对温和的快步走，也可以选择慢跑或游泳，根据个人需求进行体育锻炼，既可以消耗晚餐热量，也能够轻松瘦身 最关键的不仅是你的运动时间超过40分钟，而且需要长期坚持
20:00 看电视或 看书	工作太辛苦就看会儿电视或书籍、杂志，反而会让你更轻松随意 如果希望自己学习更多的东西，不如看些专业的书籍，这对你的个人积累很重要
22:00 洗个热水澡	帮助身体降温和清洁，有利于放松和睡眠
22:30 上床睡觉	为了保证充足的睡眠和身体各个系统健康，是时候该睡觉了。试图颠倒生物钟的作息，会为身体留下抹不掉痕迹，35岁之后你会明白什么叫"病找人"

不熬夜

有句谚语叫"一夜不睡，十夜不醒"。意思是说如果一晚上不睡觉，就是再睡上十夜，也不能把损失补回来。医学研究表明，熬夜的人比睡眠正常的人更容易患上癌症。以胰腺癌为例，经常熬夜的人发病率要比一般人高出3倍多。因为癌细胞是在细胞分裂过程中产生的，而细胞分裂多在睡眠中进行。熬夜会影响细胞的正常分裂，从而导致细胞突变，产生癌细胞。

另外，俗语常说"日出可作，日落而息"，人体遵循这样的状态才能健康。如果说人体就像一台机器，只是工作不休息，就会造成动作的失调，就会"罢工"。人在白天工作了一天，夜晚正是让身体放松或休息的时候，可是，这个时候不休息，还继续让机器高速运转，那怎么可能不出问题。经常熬夜还会直接影响人的体质，导致身体抵抗力、免疫力下降，不但有很大的概率患上癌症，还会造成其他方面的疾病。所以，防癌抗癌要做到坚持不熬夜。

防癌抗癌小贴士

不可避免熬夜时从四步入手

第一步吃：熬夜容易上火，不过多是虚火，可以吃些枸杞子、银耳、当归、阿胶来调养，起到益气滋阴、清热降火、消除疲劳、增强免疫力的作用。夜宵不要吃寒凉油腻的食物，粥是优选。熬夜少喝咖啡，因为咖啡易引起失眠，可喝枸杞大枣茶，补水又去火。

第二步护：熬夜时，最好每工作45分钟左右休息10分钟，或隔半小时做做深呼吸，做做眼保健操，并适当吃些富含维生素A的橙黄色果蔬，防止视觉疲劳。

第三步睡：如果非要熬夜的话，建议在子时（23点到凌晨1点）最好能睡一会儿，把阳气养起来。第二天也不要用一整天的时间昏睡，最好是减少上午补眠的时间，中午适当补眠，下午的补眠时间不要超过3个小时。

第四步按：熬夜的人可按摩一下腿部的足三里穴，帮助调节机体免疫力，还能调理脾胃，补中益气。同时按压眼周围的攒竹穴、睛明穴、太阳穴，以缓解眼睛疲劳和水肿。

管好情绪，让癌细胞无机可乘

临床统计数字显示：90% 以上的肿瘤患者与精神、情绪有直接或间接的关系。精神创伤、不良情绪，可能成为患癌症的诱因。现代生活中，工作和学习上的长期紧张、工作和家庭中的人际关系不协调、生活中的重大不幸是致癌的 3 个重要诱发因素。可见，无论是处在防癌的阶段，还是抗击癌症的阶段，管理好自己的情绪对防癌抗癌都有一定的积极作用。

九成癌症与情绪有关

我们知道，人体免疫系统受神经和内分泌的双重调控，可以这样认为：刺激是由人的情绪影响大脑边缘系统、自主神经系统、内分泌系统、内脏器官而起作用。消极情绪作用于中枢神经系统，引起自主神经功能和内分泌功能的失调，使机体的免疫功能受到了抑制。由于机体间的平稳被打破，使细胞失去正常的状态和功能，不断变异，产生了癌细胞。另一方面，减少体内抗体的产生，阻碍了淋巴细胞对癌细胞的识别和消灭，使癌细胞突破免疫系统的防御，过度地增殖，无限制地生长，形成癌肿。

有人把不良情绪比作装满子弹的枪，任何微小的刺激就像扣动了它的扳机。的确"不良情绪是癌细胞的活化剂"。正如一位哲人说的："一切对人不利的影响中，最能使人短命夭亡的就要算不好的情绪和恶劣的心境，如发愁、颓废、恐惧、贪求、怯懦……"就拿乳腺癌来说，中医在《外科正宗》中对乳腺癌的病因分析，认为"忧郁伤肝，思虑伤脾，积想在心，所愿不得，致经络痞涩，聚结成核"。俗话也说"百病皆生于气""万病源于心"。

治病要治心，恶劣的情绪，忧郁的精神，对人健康的损害，甚至比病菌、病毒还厉害得多。情绪可以杀人，亦可以救人。良好的情绪，犹如一剂心药，对癌细胞有强大的杀伤力，是任何药物所不能代替的。

调整情绪，与癌症打持久战

有时候负面情绪就像一座有毒的心理垃圾，不仅会诱发疾病，也能加重疾病的症状，加快疾病的进程。面对癌痛，我们进行心理格式化，清除有毒的心理垃圾，是战胜疾病的第一步。可以通过回忆美好的事物，回忆成功时刻，挖掘自己的力量，发挥自己的优势；通过各种娱乐转移不良情绪或转换引起不良情绪的环境；也可以通过直接宣泄，把不愉快的心情和事件，从心里释放出去；更可以好好吃一顿，好好穿一回，好好玩一把，用享受的方法获得放松和平衡。

一旦患上癌症，既不能慌乱无序，也不能背负过重的心理负担，应该用平常心来看待。因为癌症属于一种慢性病，需要做好打持久战的心理准备。

如果是家里人患癌症，作为家属首先要在精神上给予对方支持，并时刻关注患者的情绪。最好请专业的护工帮忙照顾病人，而不是自己请假或者请没有护理经验的保姆，这不仅难以让病人得到专业的照料，也会打乱整个家庭的正常运转秩序。在家庭分工方面，尽量做好明确的分工，各司其职，在经济上也要提前做好全盘的规划。

防癌抗癌小贴士

释放压力小妙招

1. 每天大笑3次。国外专家对观看喜剧和相声表演的癌症病人进行血样检测，发现病人在大笑之后，体内正常细胞的活性大大提高。所以，要每天尽量地笑。

2. 要经常唱歌。国外一项研究发现，唱歌可以增加人体内免疫细胞数量，有助于年长者对抗癌症。

3. 要改变与人交往的方式。要变自我封闭型为积极开放型。事实证明，良好的人际关系和友谊有助于宣泄不快情绪，获得他人的理解和帮助。

4. 要正确对待矛盾冲突。学会面对现实，要懂得一味退缩回避不但不能办好事情，还会给自己的生活留下遗憾和隐患，成为干扰及影响心境、情绪的祸害之源。

合理运动，既防癌也抗癌

适度的体力活动可以调节全身功能，增强机体对癌症和其他疾病的抵抗力，对癌症有一定的预防作用。研究表明，坚持体育锻炼的人得癌症的可能性只有缺乏体育锻炼的人的1/9，而且坚持体育锻炼的人即使得了癌症，病死率也比缺乏体育锻炼的人低。

运动为什么能防癌抗癌

尽管医学发展到今天有了很大的进步，但是癌症仍然是医学上的一大难题，每年因癌症而丢失性命的人不计其数，所以，我们一定要对癌症提高警惕，在平时做好预防措施。专家指出，坚持运动有助于防癌抗癌。

✚ 运动使人体吸氧增多

一般人在安静时每分钟吸氧为4~7升，而运动时可达到100升以上。美国的医学研究发现，人体吸氧量增多，呼吸频率加快，通过气体交换，可将一些致癌物质排出体外，降低癌症的发病率，即使得了癌症，身体也容易康复。

✚ 运动可减少人体脂肪

运动减少体内多余的脂肪，运动后出汗可使体内的铅、锶、镍和铍等致癌物质随汗水排出体外，从而起到防癌的作用。

✚ 运动能增加免疫细胞数量

人体免疫细胞的数量可随运动的增大而上升，从而使癌细胞在形成之初就被消灭。相反，久坐不动者由于缺乏足够的免疫细胞，容易患癌。运动本身也会刺激体内某些激素的分泌，加快骨髓生成白细胞的速度，增加吞噬细胞的能力。体内出现的少量癌细胞，很快就会被众多的白细胞围攻歼灭。

✚ 运动使人体大量出汗

汗水可将体内的一些致癌物质及时排出体外，大大减少患癌症的的可能性。

✚ 运动使血液循环加快

在血液循环加快的情况下，体内出现的癌细胞就像急流中的小沙粒一样被冲走，而无法在某个内脏器官站稳脚跟、生长发育和转移扩散。

✚ 运动可改善人的情绪

运动时大脑会产生能引起人体身心愉快的物质，可以消除忧愁和烦恼，抑制不良情绪的产生。运动还能锻炼人的意志，增强战胜癌症的信心和毅力，对战胜许多疾病至关重要。

选择适合自己的运动方式

运动方式的选择没有成规，任何形式的体育活动，对于防癌抗癌都有益处。对于体质不同的人群来说，主要有两大类运动可供选择。

一是较剧烈的运动，如长跑、骑单车、打壁球、打羽毛球和游泳等。医学界的研究显示，这些运动能预防与内分泌有关的多种癌症。另一种是较为柔和的运动，如长走、瑜伽等。这些运动较适宜那些不适合剧烈运动的人群，如中老年人等。太极拳、太极剑、八段锦等都是中医推崇的，只要平心静气坚持锻炼，都能够很好地调理患者气血运行，达到强身健体、防癌治癌的目的。

健康的年轻人，可以进行大运动量的锻炼，而中老年人每周至少要参加3次运动，每次至少30分钟，但运动量以能忍受、不疲劳为宜。如果身体负荷已经很沉重，感到疲倦的时候，应该做的是伸展性、放松性、舒缓性的运动，例如游泳、健走、静坐等，而不是剧烈运动。

癌症防治最有效的运动方法排行榜

✚ 太极拳：身心兼修的健身运动

太极拳是一种身心兼修的健身运动。练拳时注重意气运动，以心行气，疏通经络，平衡阴阳气血，以提高阴阳自和能力——即西医所说的抗病康复能力和免疫力。

太极拳讲究内外兼修。内练意气劲力，运太极阴阳；外练拳势招式，显气势神态。通俗说法就是形体力量和精神气质同时锻炼。此外，太极拳练身、心、意三家，合精、气、神三元的太极修炼功法，符合中西医学科学原理，具有神奇的疗疾健身、修性养生功效。

第一，太极拳强调"练意"，对于人的机体可以起到整体调节的积极作用，特别是对中枢神经系统的调节效果明显。对于一个人来说，神经系统是起统帅作用的，它是整个机体的基础。它的基本功能在于调节各个器官相互间的活力，在于使有机体作为一个整体与外界环境相互作用，是人体全部活动的管理者和调配者，对人体的其他系统(诸如呼吸系统、循环系统、消化系统和运动系统)发挥主导的关键作用。据科学家估计，人类疾病的50%～80%是由于精神失调引起的。例如消化系统的胃，就是人心情反应最敏感的器官之一。人在精神愉快、心态平和时，食欲就旺盛，消化和吸收就良好；反之，食欲不振，浑身乏力。太极拳正是锻炼以神经系统为重点的健身术，它明确指出"用意不用力"，其基本含义就是告诉人们，它是练意的，不是练力的，它是以锻炼神经系统为重点的全面锻炼、整体调节。只要占主导地位的神经系统健康了，其他系统的功能也就能随之得到改善，这同中医理论中的扶正祛邪、注重治本的辨证施治是完全一致的。癌症患者经过练太极拳，使中枢神经系统得到较好的锻炼，从而对病灶部位产生积极影响也就可想而知了。

第二，太极拳强调"练气"，可以改善和增强人体免疫功能。癌症患者普遍存在体内白细胞减少、免疫功能低下的问题，而太极拳是在身心内外放松的情况下进行习练，又是采用拳势呼吸或者腹式呼吸的方法，容易使口内舌下分泌唾液，也叫津液，津液对于增强人体免疫功能有帮助。

第三，太极拳强调"松柔"，在身心内外放松情况下的全身运动，对于人体的动脉血管、静脉血管和毛细血管都可以起到较好的锻炼效果，可以促进体内血液循环，使血液的呼吸、营养、排泄、调节、温控、防御 6 种功能都能得到充分发挥，从而增强免疫功能。杨澄甫先生的《太极拳说十要》中就强调练拳时要"用意不用力""全身松开""盖人身之有经络，如地之有沟洫，沟洫不塞而水行，经络不闭则气通"。讲的就是身体内外放松对于促进血液流通的重要作用。如果能够保持各种血管畅通无阻，循环正常，各种疾病包括癌症就不可能发生。

第四，太极拳强调"练腰"，有利于增强人体骨髓的造血功能。中医学理论认为，肾藏精，精生髓，髓养骨。因此，肾精充足则骨髓生化有源，骨骼得到骨髓的滋养则坚实有力。同时，骨髓是制造细胞、颗粒性白细胞和血小板的主要场所，骨髓里有许多能演变的具有特殊分化能力的干细胞和原始细胞，在各种刺激素的作用下，经过分裂、增殖，变为成熟的血细胞，此即为骨髓的造血功能。癌症病人的普遍性问题就是骨髓造血功能差，血液中的白细胞减少，免疫能力差。而要提高癌症病人的免疫功能，就要设法增强骨髓的造血功能。练太极拳对于补肾、健肾和强肾具有独特的作用。在身法上，太极拳非常重视"练腰"，强调"以腰为轴""腰为主宰""命意源头在腰隙""掌腕肘和肩背腰胯膝脚，上下九节劲，节节腰中发"，并有"太极腰，八卦掌"之说。这些都是强调腰在太极拳中的重要地位。太极拳的每一个动作都先有腰部的虚实变化，然后才有四肢的变化，腰带四肢；先有腰部的松、沉、转、长、拉、提，才有四肢运动和前进后退，左顾右盼，左顾右盼。因为人的命门穴以及肾都在腰部，腰部的锻炼可以促进血液流通，增强肾脏的功能。"肾为命之本""肾为一身之根蒂，先天之真源"，肾脏在人体五脏中具有举足轻重的作用。太极拳强调上虚下实，胸虚腹实，就是因为命门为人身之太极，一个人的生长、发育、壮大、衰老，都与肾功能及状况息息相关。太极拳通过腹式呼吸，横膈肌上下运动和提肛缩肾，不仅对内脏可以起到良好的按摩作用，还可以起到健肾、强肾的作用，从而更好地发挥肾脏的藏精、主骨髓及造血功能，起到固本祛邪、防癌抗癌的作用。

✚ 散步：简单易行的温和运动

科技的进步让生活越来越方便，人也同时在变懒。每天开车上下班，有电梯就不爬楼梯，有座位便不愿起身……然而，来自英国的最新研究显示，每天步行 1 英里 (约 1.6 公里)，患癌死亡风险就能降 50%。尽管走路益处很多，但真正做到每天按标准走路的人却很少。

散步健身形式自由，不需健身器材，不要求特殊场地，不受时令、气候、时间限制。全身肌肉、关节均能得到锻炼，腰部以下肌肉收缩，心肺功能变得强健，机体有氧代谢能力增强，多系统功能得到改善。胃癌康复期病人体质较弱或年龄较大者，可将散步作为主要锻炼项目。

散步几千年来一直受到历代医家的极力推崇，因为散步能强身、祛病防老、延年益寿。散步应选择空气清新的场所，速度、时间、距离不限，以舒适为度，循序渐进，习惯后逐步延长散步的时间及距离。经过一段时间后，体力有所增加，应逐步过渡到有目的的散步，如由散步变为中等速度的行走，开始每次 15 分钟，第 3 周延长，至第 6 周每次延长至 60 分钟，步行速度以每秒 1 步为宜，或以每分钟 60 ~ 80 米的速度步行，每日走 40 分钟，每周 4 次，20 周后，体力会明显增强。散步时全身要放松，身体自然挺直，两肩下垂，双臂自然摆动，双目平视前方，脚步要轻快，速度要均匀，思想要集中。

散步能增强体质，还是安神定志的妙方。胃癌病人因精神负担较重或其他原因，情绪常欠稳定，失眠多梦，食欲不振。对这些症状散步是较理想的"治疗剂"。睡前做散步运动，再用温水洗脚，多可安睡。

散步优点很多，在清晨或傍晚，在湖边河畔、公园里、柳阴下散步，观赏大自然美好风光，呼吸新鲜空气，以养五脏六腑，会令人心旷神怡，抛疾病与烦恼于九霄云外，百虑俱消，真有欲仙之感。

➕ 慢跑：狙击癌症的第一先锋

慢跑是防癌活动首选，每天慢跑 1 个小时，特别是对肺癌的预防。慢跑能增强呼吸功效，增加肺活量，提高人体通气和换气能力。慢跑时人体吸入比平常多几倍至几十倍的氧气，肺的净化作用大大加强，有利于清除可能存在的癌细胞；反之，机体在缺氧状态下癌细胞会非常活跃，容易诱发癌症。

另外，慢跑可使心肌增强、增厚，心功能加强；慢跑对女性防癌作用特别明显，慢跑能够消耗体内多缺的脂肪，防止肥胖或是超重，而女性脂肪过多会影响体内雌激素水平，增加患乳腺癌、子宫内膜癌的可能。

➕ 瑜伽：改善患者的亚健康状态

瑜伽运动是有氧运动。肿瘤细胞都是厌氧细胞，通过适当的瑜伽锻炼，可以增加血氧含量，抑制肿瘤细胞的增殖，或者控制肿瘤的继续生长或转移。

瑜伽还可以调节患者紧张的情绪。瑜伽可以说是内练精、神、气，外练筋、骨、皮的统一体，修形的同时，贵在养心，也就是抗癌疗法所讲的心疗。

瑜伽通过调理外周神经系统、体液、内分泌功能，使机体松弛，继而调整呼吸，促进血液循环，从而改善机体疲劳等不适；瑜伽通过大量的前屈、后伸、肢体摆动等动作能够调理消化系统的功能，从而改善患者便秘、腹胀和食欲不振等症状；瑜伽时身体处于静息状态，肌肉松弛，而内脏器官活动加强，有助于改善亚健康。

➕ 游泳：有益男性的健身运动

游泳能提高抗病能力，促进前列腺局部血液和淋巴循环，使前列腺液分泌更旺盛，有助于前列腺炎症的消退。此外，游泳还能帮助前列腺癌患者更好地吸收药物，从而提高药物疗效，对神经功能紊乱和神经衰弱等症状也有一定的改善。

据《今日美国》最新报道，男性如果每天游泳 30 分钟，患晚期前列腺癌的可能性会大大降低。而从事骑自行车和体操等运动强度相对较大的男性，患前列腺癌的概率要比前者高出 30%。

✚ 广场舞：跳出快乐，舞出健康

从心理学的角度分析，人的注意力与健康相关。在翩翩起舞的过程中，注意力必然集中在优美的乐曲中，所以广场舞在美妙悦耳的音乐、美妙的舞姿中，能够消除烦恼、净化心灵，从而达到最佳的心理状态。而且广场舞因经常进行排练，心、脑和呼吸系统都能获得很好的锻炼，对于改善心肺功能、加速新陈代谢、促进消化等都有很好的作用，有利于增进健康，延缓衰老，提高人体免疫力，达到增强体质的效果。

✚ 旅游：怡情养性的惬意运动

现代社会，特别是在大城市中，噪声、大气污染和拥挤的人群，给人们的健康带来了许多不良影响，而旅游不失为一种增进健康的好方法。到大自然的怀抱中去，在欣赏青山绿水中使身心得到彻底放松。俗话说"乐而忘忧"，游览大自然的愉快，可以驱散愁闷和抑郁，调节心情，祛除疼痛，使人的身心接受一次最美好的洗礼。

防癌抗癌小贴士

专家建议，健康的年轻人，可以进行大运动量的锻炼，而中老年人每周至少要参加 3 次运动，每次至少 15 ~ 30 分钟，这样才能达到防癌抗癌的效果。对于长期在办公室内工作的年轻白领，每天至少应运动 1 小时，既可以早晨 15 分钟、午间 15 分钟、晚饭后半小时，也可以一次性运动 45 分钟以上、总量在 1 小时以上。专家还特别强调，运动贵在坚持。三天打鱼两天晒网的锻炼方式对于防癌抗癌意义不大。只有坚持长期运动，才能够真正起到提高身体免疫力、改善体质、防癌抗癌的效果。

未病先防，癌症防治有"三早"

"三早"是指癌症的早期发现、早期诊断及早期治疗。世界卫生组织（WHO）指出：早期发现是提高癌症治愈率的关键。只要早期发现，大部分的癌症都可以治愈。认真做好癌症的三早工作，可使癌症的死亡率减少约 1/3。

第一早：早发现

警惕身体小征兆，也许是患癌的信号

癌症很多时候不是突然而来的，生活中很多不被大家重视的小症状，就极有可能是癌症的前兆。

✚ 体重莫名降低

正常的生活中如果饮食没减少，体重却莫名其妙下降 10%，那就应该及时就医。体重急剧下降、厌食、反复腹泻和便秘是最常见的肺癌、胃癌、大肠癌症状。

✚ 小便异常

随着年龄增加，尿频、尿急或尿不净较常见。如果症状加重，特别是小便有强烈的紧迫感，男性多应警惕前列腺癌。通常应做直肠指检，医生会告诉你是否有前列腺异常。

✚ 腹胀

腹胀是很常见的一种症状，人们大多不以为意，但对女性来说，这可能是卵巢癌的症状。特别是腹部持续肿胀、有压迫感及疼痛、肠胃不适，出现进食困难或极易有饱腹感，持续数周，都可能是卵巢癌的征兆。

✚ 疲劳

一般来说，感觉疲劳是癌症已有所发展的征兆，但对于白血病、肠癌和胃癌来说，可能发病初期就会感到疲劳。癌症的疲劳和普通疲劳有什么区别呢？美国癌症协会专家表示，普通疲劳休息一下就会消失，而癌症的疲劳不论怎么休息，都会觉得很难改善。

➕ 咳嗽不止

有专家表示，如果莫名其妙地咳嗽，持续不缓解，超过 3～4 周，就应该及时看医生，有可能是肺癌或喉癌的征兆。

➕ 吞咽困难

所谓吞咽困难，一般指进食时出现胸骨后疼痛、食管内有异物感，有人即使不进食，也会感到食管壁像有菜叶、碎片或米粒样物贴附，吞咽下食物后会感到食物下行缓慢，甚至停留在食管内。长期的吞咽困难，可能是喉癌、食管癌和胃癌的征兆，应该尽早接受 X 线胸透或胃镜检查。

➕ 皮肤变化

皮肤突然出现包块或者色素沉着，并且变化明显，有可能是皮肤癌的征兆，应该立即就医。另外，无论年老年轻，一旦皮肤突然出血或者出现异常剥落，也应该去看医生。

➕ 异常出血

便血除了痔疮外，很可能是肠癌的症状，必要时应该接受结肠镜进行肠癌筛查。尤其是 40 岁以上的中老年人，除女性经期之外，如出现无痛血尿或排尿困难，应警惕膀胱癌或肾癌。肠癌除了便血以外，如果肿瘤生长在靠近肛门处，还可能出现大便变细、次数增多等症状，甚至引起大便困难。

➕ 口腔变化

吸烟者要特别注意口腔及舌头上出现的白色斑块，这可能是口腔癌的前兆。

➕ 消化不良

男性（尤其是老年男性）以及女性（孕期除外）长时间不明原因持续消化不良，可能是食管癌、喉癌、胃癌的症状。

✚ 乳房硬块

女性如果发现乳房皮肤发红、有肿块，就要分外当心。尤其是乳房出现皮疹，并且持续数周不退，必须去检查。此外，非哺乳期的女性，乳头凹陷，并且常常流出液体，也是不好的信号。

防癌抗癌小贴士

不要认为男性的乳房不会出现问题，对于男性来说，如果乳房皮肤起皱、乳头收缩或不对称、乳头大小和形状改变、乳房红肿、出现硬块等，都是乳头发炎的表现，也有可能是乳癌的先兆。

✚ 疼痛

随着年龄增加，身体疼痛会增多。但是身体某部位莫名出现疼痛并持续 1 周以上时，应尽快查明原因，因为无缘无故的疼痛可能是癌症征兆。例如，长期腹痛是大肠癌的症状，胸部疼痛可能是肺癌引起的，骨头酸痛则可能是癌症转移的症状。

✚ 不规律出血

月经周期之间的阴道异常出血及大小便出血很容易被女性忽视，它们很可能是子宫内膜癌的征兆。

可见，日常中身体出现的一些不适，一定要及时去医院排查、确诊。不要一味地以为小毛病就不重视或忽视，小毛病也可能拖成大疾病。其实只要早期发现，早期治疗，癌症并不那么可怕。

这些自检方法你一定要学会

癌症是一种因基因改变，累积到一定程度才形成的恶性疾病，潜伏期很长，早期较难发现，等到症状明显时多半已到了中晚期，所以平时应多加留意，学会一些简单的自检方法，如有不正常症状便提高警惕，才可能防患于未然。

自检部位	自检方法及重点
皮肤	从头到脚底，仔细察看每一寸肌肤，包括胸、腹、背、臀及四肢，观察是否有不正常的变化，如瘢痕的大小、颜色与表面有无变化，皮肤上的伤口、溃疡是否很久都没痊愈，某处的皮肤颜色有无不正常，有无疼痛、麻木等
头部	先看脸部左右是否对称、浮肿，色斑有无增加或变化。再看眼白是否发黄、发红，眼睛是否苍白无神，眼角正不正常。然后用食指轻推鼻尖向上，看鼻孔内有无变化，再轻摸鼻子外部，看是否肿肤或不正常。最后以双手的拇指、食指和中指轻轻捏摸耳朵，观察是否会有疼痛和硬块等
口腔	观察嘴唇的颜色、张合度和形状是否有异常，再摸摸看是否有硬块，于张、闭口时摸摸两颌关节有无压痛、偏位或杂音，再开口检查两颊内部黏膜及牙龈有无红肿、变硬、变厚、斑点 (尤其是白色的斑点)。伸缩翻转舌头，观察是否有振颤、不对称、活动不自如及颜色异常，舌表面、舌尖和舌边缘有无曲张、肿大
面部	用食、中二指轻轻触摸头部周围所有的淋巴结组织，包括耳前、颌下、颈部、锁骨以及耳后、枕骨等处，注意大小、形状、轮廓有无异常，若有则应注意是否有单侧的鼻塞、流鼻血或耳塞等现象，如有要尽快就医诊治
乳房	女性通常应于月经过后 1 周内实施乳房检查 (若已停经则任选一天)。首先双乳房自然下垂，观察两乳房有无大小、高低、形状不正常，乳头有无改变，并轻压乳头看是否有液体外流。再举起两臂，做同样检查。其次，仰卧，一手枕于头下，一手以五指指腹按顺时针方向由外向内轻轻压摸，检查是否有硬块、增厚或疼痛，两手交替做。尤其需注意乳房外侧上方部位及腹下淋巴结有无异常
腹部	先观察腹部外形、纹路、颜色及血管、毛发有无异常变化，肚脐有无变色或分泌物。然后身体平躺、两膝屈竖，放松腹部，双手五指并拢轻压摸腹部，检查是否有硬块或疼痛
阴部	男性自摸睾丸及阴茎是否有硬块或其他异常，并现察龟头。触摸睾丸时可以食、中指按一面，大拇指按另一面，有突起或其他变化都要小心
分泌物	观察痰的颜色、浓度、气味及是否掺有血丝。看尿的颜色、流速、尿量有无交化。看大便的颜色，有无血块及粗细、干硬变化等

定期体检，早期癌症早发现

我国每年大约有 250 万名新增癌症病人，其中大多数在确诊时，已进入癌症中晚期。早期发现癌症并及时治疗，是现代人拥有健康身体的必要条件。

大部分癌症，都可以归为慢性病，在某种程度上来说，均是可防可控的。只要养成良好的生活习惯，及时发现早期信号，就可以有效地挽救生命。要早期发现肿瘤，除了个人应重视身体的微小变化、及时就医外，定期做防癌体检也是早发现肿瘤的重要途径。

常规体检不能作为预防癌症的唯一重要途径

常规体检，一般包括血脂、血压、血糖、乙肝五项、腹部 B 超的检查。而防癌体检则不同，所谓防癌体检，是指在健康状况下或没有任何症状的情况下进行的一系列有针对性的医学检查。它的目的，就是为了查出早期的肿瘤，同时发现已经存在的发生癌症的高危因素。

虽然，随着大众健康意识的提高，体检已成为很多人每年必做的功课。不少人相信，体检过关了，就代表健康没问题。而实际上，罹患癌症的悲剧照样在发生。

一般的健康体检不能作为检查癌症的唯一途径，因为常规检查通常不包括肿瘤筛查，健康体检虽然也能检查出一部分癌症早期患者，但很容易出现"漏网之鱼"。

防癌抗癌小贴士

健康人群 40 岁以上每年一次防癌体检

对于健康人群，特别是 40 岁以上人群，最好每年做一次常规体检后再加一次防癌体检。中老年，有家族史或有吸烟等不良嗜好的高危人群每隔半年做特定肿瘤项目的筛查，是发现早期癌症、癌症前期病变的最佳方法。

什么是防癌体检

防癌体检特指肿瘤专家结合体检者的自身情况和个体需求，做相应部位的防癌检查。如防肺癌体检，体检时注重肺部 CT 检查；怀疑有胃癌或有高危胃癌家族史的病人，可重点做胃镜检查；肛门指诊是普查直肠癌的简单方法，长期便血或者大便习惯异常者必查。

防癌体检的防癌优势

➕ 防癌体检是"量身定做"而不是"统一打包"

检查前，医生会通过询问或调查问卷的方式了解被检查者的身体状况、家族遗传史、既往病史等，有针对性地为其搭配体检项目。以广东省为例，西江流域高发鼻咽癌，潮汕地区高发食管癌，而且癌症是一种具有明显家族遗传倾向的疾病，因此，搭配防癌项目时首先要考虑地域特征与家族遗传，向人们推荐相应的检查。

➕ 肿瘤标志物筛查应该是"定量检查"而不是"定性检查"

所谓的定性检查，即告诉你结果阳性还是阴性，而专业的防癌体检由于选择的特异性强、敏感度高项目的定量，因此不仅能告诉你是阳性或阴性，还能从数据中分析出深层次原因。比如鼻咽癌初筛过程中，VCA-IGA、EA-IGA 两项呈阳性，专业肿瘤医师就会从细微数据中分析出这是普通炎症、良性肿瘤，还是癌引起的。

➕ 防癌体检选择的设备不同

如一般健康体检会用 X 线胸片筛查肺癌，而防癌体检会采用低剂量 CT 检查；一般体检耳鼻喉检查用的是普通鼻咽镜，而专业防癌体检采用的是电子鼻咽内窥镜。

最关键的是，防癌体检由具有丰富经验的肿瘤专科医生进行操作，他们的职业敏感与丰富经验是及时发现早期肿瘤的重要保证。

别走进体检误区

健康是人生最大的财富，为了健康，我们必须正视定期健康体检的意义，通过健康体检，了解自身机体状况，定期得到健康与疾病危险性评估，而很多人对体检存在或多或少的误区，下面我们看看究竟有哪些误区。

误区一：体检没病等于白检，没病就不用体检

体检不同于看病，看病是针对病人已有的异常或痛苦进行医学诊断治疗过程，而健康体检服务的对象是健康与亚健康人群。

体检的目的不同于看病。体检一般通过问卷调查或咨询＋体检的方式，收集健康信息，并通过目前健康状况的分析，重在对未来可能发生风险的进行预测。

专家纠错

健康体检是预防疾病的有效手段之一，通过体检，可以了解自身健康状况，发现一些不易察觉的早期疾病，以便及时预防，终止疾病的发生发展，收到事半功倍的效果。体检是为了发现一些不健康的信息，使产生疾病的危险因素被及时排除，定期进行全面的健康体检，是自我保健的重要方式之一。定期健康体检，帮助纠正不良生活方式的影响，克服致病因素，能指导修正调节机制，维持机体内外环境平衡，早预防、早诊断、早治疗，将疾病消灭于萌芽状态，治疗彻底。

误区二：体检就是赶机会，赶上就检，赶不上就不检

即使在有能力和条件的社会群体中，也很少有人能严格做到有计划地定期体检。生命是一个动态过程，受各种自然和社会因素影响，机体的生理病理变化时时都在发生，一次体检只能反映当时的状况。有些癌症从萌发到严重的不可控制，有的只需 3 个月至 1 年，能够留给您去早期发现的时机很有

限，所以有计划地定期体检非常重要。

专家纠错

一般来说，女性 35 岁、男性 40 岁以前自觉健康的人可 2～3 年体检 1 次，超过此年龄应每年体检 1 次。健康是自己的，要把体检作为大事列入自己的人生计划。

误区三：注重仪器检查，轻视医生检诊

有些人在选择体检项目时，常将内科、外科等"只用人"的项目放弃，而只选验血、查 B 超等。

专家纠错

仪器检查固然重要，但临床医生的"问诊"和"手诊"同样重要。通过"问诊"可以全面了解您的生活史、家族史、既往史及现病情况，通过"手诊"直接发现某些疾病的异常体征，这些足以让有经验的医生对您的健康状况有个基本了解，在此基础上推荐的检查项目也是有针对性的。

误区四：一次体检包查百病

不少人对健康体检抱有这样的误解：指望一次体检查出百病。有这种看法的人还是把健康体检等同于看病了。

专家纠错

疾病的发展是一个十分复杂的过程，现有的医学手段不是什么病在任何时候都能查出来的，体检结果未见异常并不代表身体绝对健康。体检中发现的异常问题，医生会建议您到专科医院作进一步的检查和治疗。

误区五：带着看病的心态，自己选择体检项目

很多人将体检与看病混淆，凭自身感觉选择项目。

专家纠错

实际上疾病的潜在隐患并不能让人在短时间内感觉出来，建议受检者在体检之前应与专业医生充分交流，根据年龄、职业、身体状况以及既往史和家族史等各个方面进行综合分析，为受检者制定个性化的体检方案，这才能

完成一次科学、合理、有意义的健康体检。

总之，走出健康体检的误区，以一颗平常心正确对待健康体检：体检不是万能的，但却是必需的。疾病的早发现、早预防、早治疗对提高生活质量至关重要。

误区六：体检是老年人的事，年轻人没必要查

有些年轻人认为，自己身体很棒，吃什么都香，自费体检是花冤枉钱。

专家纠错

医学常识告诉我们，人的自我感觉并不完全可靠，因为许多疾病的早期症状不明显，甚至毫无症状。例如，半数高血压患者是在体检时被发现的；大多数癌症早期毫无症状，等有"感觉"时，病情往往已到晚期。糖尿病、肾病等，都有类似情况。近年来，许多疾病发生都呈年轻化趋势，所以年轻人切莫忽视大意，应坚持每年做一次全面体检。

误区七：验血是需要的，小便就不用查了，太麻烦

"血、尿、粪"检查是医学上最基础的"三大常规"。顾名思义，"常规"就是最基本的检查项目，人人都要查。尿常规检查是一项简单易行、无痛苦的检查手段。尿常规检查可以反映肾脏的健康状况，可以发现许多疾病的"蛛丝马迹"，对肾炎、肾病综合征、尿路感染等疾病有较大的诊断价值，尿常规检查一般包括尿蛋白定性、尿糖定性和尿沉渣检查。

误区八：妇科检查既麻烦又难受，不想查

全套妇科检查包括外阴、阴道、宫颈、子宫及双侧附件的检查，还有白带常规及宫颈刮片检查。妇科检查能发现子宫肌瘤、附件炎等常见疾病，白带常规检查可筛查出有无滴虫以及真菌、衣原体感染等疾病，宫颈刮片检查可以筛查是否患有宫颈癌。

第二早：早诊断

癌症早期诊断是一种专门针对癌症早期患者的诊疗方法，其目的在于早发现早治疗，从而减轻患者痛苦和精神、经济负担。争取通过癌症早期诊断治疗让癌症患者早日康复。

当前检查癌症的主要方法有哪些

很多癌症都是很难在早期的时候查出，一般等到中、晚期的时候，往往错过了最佳治疗时机。因此，全面的癌症早期检查显得格外重要。在癌症诊断、治疗方面，这种检查，可以发现 10mm 以下的毫米、微米级，绝大部分可能是早期癌症或超早期癌症。而世界水平的癌症检查，尤其美国、日本可以发现 5mm 以下的癌症，在中国，通过仪器可以发现大概几厘米的肿瘤，以免中晚期癌细胞扩散与恶化带来的痛苦与生命危险。

✚ 血液检查

这种检查非常方便，只要去检验科或者找病房护士抽几管血，就可以等待结果出来，这是因为如果身体上长癌，癌细胞会向四周散发特定的分子，比如可以促进血管生长的因子 (因为癌症组织也需要血管供给它营养物质) 等，所以这些物质都叫做"肿瘤标志物"。

✚ 影像检查

最常见的是 X 线照相，它成本低廉，但提供的信息比较有限，CT 是更常用的检查手段，此外还有 PET/CT 检查和磁共振成像。对于早期癌症筛查来说，CT、X 线以及超声最为常见，磁共振成像有自身的优势，如在脑部检查时可以提供丰富的信息，有助于医生诊断。对于乳腺，还有专门的钼靶检查成像。

内镜检查

如检查肠胃的肠镜、胃镜，诊断鼻咽癌的鼻咽镜等，内镜可以直接观察到人体内丰富的信息：形态、色泽、纹理。如果能发现病变，还可以同时采集某些组织，为进一步做病理活检提供帮助，从而为临床诊断提供更加准确的信息。

X 线诊断

1. 使用钡造影剂：这种方法用于检查食管、胃、小肠、大肠等器官。还有在血管中注射特殊药品的造影剂，通过肝脏，将制造和运送胆汁的胆囊和胆管显示出来，也可造影显现肾脏、尿道、膀胱等。

2. 血管造影法：直接显现出静脉或动脉有无病变，对于脑部肿瘤或胰脏、肝脏的病变，普遍采用这种方法。而脑动脉摄影等则在检查肿瘤、蛛网膜下腔出血等疾病时应用较多。

3. CT 诊断：这种方法对脑部、肝脏、胰脏等部位的诊断使用较多。

内窥镜诊断

使用胃镜检查胃是最具代表性的一种方法，其优点是一面观察、一面拍照，临床上应用比较广泛。

超声波诊断

超声波诊断是利用短的声波（超声波）穿透软的组织部分，当这种声波碰到身体时，如果柔软的组织中有硬块的话，便会反射回来。

细胞学诊断

细胞学诊断一般是配合内窥镜检查一并进行，因为诊断时，是在肉眼可见范围，以特殊器具插入，取出部分细胞作为诊断用，因此内窥镜检查不可缺少。

✚ 血液生化诊断

血液化学诊断癌的方法一般只有男性前列腺癌检查才使用，血液中的酸性磷酸酵素异常增加，就可诊断为癌，这是一种精密度、可信度较高的方法。

✚ PET-CT 诊断

PET-CT 将 PET 与 CT 完美融为一体，由 PET 提供病灶详尽的功能与代谢等分子信息，而 CT 提供病灶的精确解剖定位，一次显像可获得全身各方位的断层图像，具有灵敏、准确、特异及定位精确等特点，可一目了然地了解全身整体状况，达到早期发现病灶和诊断疾病的目的。

✚ CTC 循环肿瘤细胞检测

循环肿瘤细胞的检测可有效地应用于体外早期诊断，化疗药物的快速评估，个体化治疗包括临床筛药、耐药性的检测，肿瘤复发的监测以及肿瘤新药物的开发等。

✚ 其他检查

其他零零散散的检查方法可以归入此类，例如宫颈癌的细胞涂片检查，直肠癌检查的肛门指检，新型的技术还有基因检测，可以发现特定基因片段的突变情况。

上面只是说了早期发现癌症的手段，并非 "方法"，因为 CT 和血检只是检查的工具，不是早期发现的策略。而且癌症本身不是一种病，而是多种疾病的集合。因为不同人体器官产生的癌症性质不同，对于同一种病不同人产生的特征也是不同的，所以早期癌症的检测方法应随部位的不同、病人的不同而进行调整，试图用一种手段一劳永逸地发现所有早期癌症，是非常困难的，至少目前看来有相当长的路要走；以上的手段均无法 100% 确定 "得癌" 或者 "不得癌"，因为医学上有所谓 "假阳性" 和 "假阴性" 之说，即会出现这样的情况：不是癌症的病人，被诊断成癌症了；或者反过来，本来出现了病变却没查出来，这些源于检查手段的局限性。

同时，就上面提及的检查手段来说，血液检查的准确性其实不高，因为很多癌症分子可以释放的，我们体内正常的细胞也能释放，所以就算是"肿瘤标志物"也有很高的错误率；对影像检查来说，从CT影像上早期辨别癌症也是相当困难的工作，所以很多肿瘤临床部门往往是多个医生各自提出意见，共同下最后的诊断。国外曾经有研究得出的结论是乳腺癌早期钼靶检查，并没有使病人的生存时间延长，反而大大了"致乳腺癌"的可能性，大量放射性检查（如CT，PET-CT）也对患病儿童的健康很不利，在患病儿童的癌症预后方面，复查频率和剂量有严格的限制。

早期发现癌症，必须满足以下特性

✚ 时效性

能把控时机，刚好能在癌前病变或者局部病灶时发现，不会在检查时扑空，就要提高医疗实践中的"投入产出比"。一些早期的"体征"，如"长时间"的咳嗽和便血等，这样的现象值得多加注意；女性朋友也可以对乳腺进行自检，有利于发现早期的包块等。

✚ 准确性

正是因为血液检查的不确定性，我们需要做动态监测，以减少"假阳性"和"假阴性"的可能；最好将自己之前的检查资料留存，建立自己的健康数据库，这样通过"健康曲线"的走势，会发现一些端倪。

✚ 经济性

时间短，成本低，最好能自己在家里检测，国外很多城市已经实现家庭医疗的远程数据分析，以减少交通支出。采集对象可以使用血液，这样采集快速方便。一般影像设备都复杂精密，决定了其检查费用很难降低。希望伴随着基因检测的普及化，相关检测费用会降低。

易感基因

情况允许的条件下，建议做基因检测，了解基因缺陷可能导致的癌症倾向，医学上叫做"易感基因"。有必要了解自己家里的家族病史，如结直肠癌。现在已经有孕前基因检测，据观察，在家庭中如果父母患结肠息肉导致的结肠癌，那么子女患上同类癌症的可能性高达 50%；家族中姐妹患有乳腺癌，那么其患乳腺癌的概率会加倍；视网膜母细胞瘤大约有 90% 发生在 3 岁之前，有家族遗传性，与遗传缺陷有关系。

读懂癌症筛查报告

看体检报告要细心

体检报告拿在手里一定要仔细看。通常体检报告内容包含各项指标的检测数值和正常参考范围，异常数值会标出来，对异常数值要多注意并找出原因。对于肿瘤标志物的数值，即使是轻微超标也不能置之不理，应该找医生进一步做有针对性的检查。

清醒面对各项体检数值

很多人看到体检报告中各项指标都没有超出正常范围，就以为身体完全没事，这样的观点需要修正。实际上，不止是癌症筛查，即使是普通健康检查，很多年轻人的某些项目数值都在正常范围内的最高值，差那么一点，就要超出正常范围了。这意味着与此项检查有关疾病发生的概率大大增加。如有的年轻人空腹血糖达到 5.8 毫摩尔 / 升（正常范围为 3.89~6.1 毫摩尔 / 升）。则表示其患糖尿病的风险大大增加。所以，对于体检报告中那些处于"临界值"的检查项目，也要加以注意，这时虽不必吃药，但最好调整饮食结构、运动及生活习惯，过一段时间再复查，如果发现指标仍无改善，应立即就医。

✚ 读懂肿瘤标志物

　　肿瘤标志物是指肿瘤细胞分泌或脱落到体液及组织中的物质，或是机体对肿瘤反应而产生并进入到体液及组织中的物质。通过测定其存在及其具体含量就可以辅助诊断肿瘤、指导临床治疗、监测复发转移及判断预后。检测到肿瘤标准物升高，需到专科医院进一步检查。但是，肿瘤标志物非常之多，单个标记物的敏感性或特异性往往偏低，不能满足临床要求，理论上和实践上都提倡一次同时测定多种标志物，以提高敏感性和特异性。然而肿瘤标志物不是肿瘤诊断的惟一依据，临床上还需结合症状、体征、影像学检查及其他手段综合考虑。

肿瘤标志物	正常数值	异常数值
癌胚抗原 （CEA）	正常范围 <5.0 微克／升，但大多数正常成年人血清中浓度为 <2.5 微克／升	>60 微克／升，可见于结肠癌、直肠癌、胃癌和肺癌
甲胎蛋白 （AFP）	<25 微克／升	>500 微克／升，或者含量不断升高者，应高度警惕；>200 微克／升，重点检查肝脏
前列腺特异抗原 （PSA）	正常男性 <2.5 微克／升；40 岁以下（含 40 岁）健康男性 ≤ 4 微克／升；40 岁以上健康男性 97% 为 0 ～ 4 微克／升，约有 3% 的人在 4.01 ～ 10 微克／升，所以临床上常以 4 微克／升为临界值	>4 微克／升，应该引起注意，但也可能为正常；>10 微克／升，可见于前列腺癌
胰胚胎抗原 （POA）	<7000 国际单位／升	>2000 国际单位／升，可见于胰腺癌、肝癌、大肠癌，胃癌等也会使 POA 升高，但阳性率较低

续表

肿瘤标志物	正常数值	异常数值
糖基抗原（CA199）	正常区间为 2000~16000 国际单位／升；放射免疫法小于 3.7×10^7 国际单位／升	≥ 3.7×10^4 国际单位／升，可见于胰腺癌、结直肠癌，还常被当作手术后复查指数
糖基抗原（CA125）	<3.5×10^4 国际单位／升；放射免疫法 <3.5×10^7 国际单位／升	≥ 3.35×10^5 国际单位／升，可见于上皮性卵巢癌和子宫内膜癌，需与盆腔检查相结合
糖基抗原（CA242）	正常区间为 0~12 国际单位／升	>20 国际单位／升，常与 CA199 和 CA50 一起表达，可作为肝癌、胃癌、结直肠癌的诊断标准
糖基抗原（CA50）	<2×10^4 国际单位／升	普遍存在于胰腺、肝、胃、结直肠、子宫中，炎症及出现肿瘤会表现出上升现象
糖基抗原（CA15-3）	<2.8×10^4 国际单位／升	腺癌患者的 CA15-3 指标明显升高；手术后 >1×10^5 国际单位／升时，可认为有转移性病变
a-L 岩藻糖苷酶（AFU）	正常区间为 324±90 微摩尔／升	>414 微摩尔／升。常与 AFP 同时测定，使原发性肝癌诊断率大大提高

最后，病理报告单上的肿瘤"信息"并非是绝对的，我们在自身解读后，切记一定要拿给专业医师查看，并结合病人实际情况进行判定，以免自诊自治造成不可挽回的后果。另外，可疑癌、癌变趋势、原位癌、异型性增生都是可能发生癌症的征兆。在日常生活中一定要及时进行防癌体检，胃癌、结直肠癌建议选择无痛胃肠镜，肺癌则提倡进行低剂量 CT 筛查。

第三早：早治疗

生了癌，切莫乱投医

"病急乱投医"这个成语大家都很熟悉。人们遇到了急症或者病情严重的时候，会到处求医，甚至做出一些盲目的事情，这样的心情可以理解。正常的人在遇到紧急情况的时候，也往往会在一定程度上失去理智。但是如果没有发生急病或者其他突发事件的时候，"乱投医"的行为则大可不必。一些人被诊断为癌症以后，便惊慌失措、无所适从，东一头西一头地打听各种治疗癌症的方法，甚至各种迷信做法也要请来折腾一番。这样做，不仅没有必要，而且还可能耽误治疗。

一旦遭遇癌症，患者及其亲属保持清醒理智的头脑十分重要。根据医生的建议，认真做好影像学、细胞学等方面的相关检查，根据肿瘤的部位、性质、分期、分型确定最为安全有效的治疗方法和治疗程序。患者身体状况尚好，手术指征明显，应该及时接受手术治疗；肿瘤的细胞学特征对于化学药物或放射线比较敏感，可以采用适当剂量的放化疗来控制病情发展。另外，对于一些被市场上疯狂炒作却没有得到权威部门认证的所谓"新技术、新疗法"，不要轻易去尝试，以免遭受精神、肉体和金钱的多重损失。如果患者的病情已经到了中晚期，强行进行手术和使用大剂量的放化疗，其结果往往得不偿失，这时应该听从医生建议，例如首选中医中药治疗或者以中医药为主的中西医综合治疗。

当前治疗癌症的主要方法有哪些

癌症属于慢性病，治疗需要一个较长的过程。在治疗中，选择什么治疗方法是决定治疗效果的前提。在选择治疗方法时，要根据患者的年龄、发病部位、身体素质以及病情(初发、已转移或扩散)等多方面的情况决定，不能盲目，更不能"一刀切"。目前，治疗癌症主要有以下4种方法。

治疗方法	定义	适用肿瘤及优势	不足之处
放疗	放疗即放射治疗，是用各种不同能量的射线照射肿瘤，以抑制和杀灭癌细胞的治疗方法，70%左右的肿瘤病人在病程的不同阶段需要接受放射治疗	放疗适用于局部肿瘤患者，例如鼻咽癌、头颈部肿瘤等对化疗不敏感，单用放疗就可以根治。对于其他肿瘤，放疗多作为综合手段之一。特别是对于中晚期肿瘤患者，术前放疗可以使得肿瘤范围缩小，达到减期效果，为手术创造条件	该疗法的不足之处是不良反应大、无法清除病根
化疗	化疗就是用化学药物对癌细胞进行杀伤的疗法，其优点是药力猛，可杀伤癌细胞，见效快	化疗是针对对化疗药物比较敏感的肿瘤例如淋巴瘤、白血病等血液系统疾病，乳腺癌、胃肠肿瘤、肺癌及生殖系统肿瘤等。化疗药物进入体内后会分布到全身各处，不光对实体肿瘤有作用，对微小不可见转移灶也同样有很强的杀灭作用。该疗法适用于癌症早期而病人体质较好的情况	化疗在治疗中所引起的不良反应，还需用其他药物进行矫治或辅助治疗。随着技术不断的发展，新化疗药的不良反应已大大减少，安全性显著提高
手术	手术就是切除局限肿瘤，并不是所有的癌症病人都适合手术	该疗法的优点是能很快地切除癌肿原发病灶，对癌症早期效果较好。一般来说，除血液系统的恶性肿瘤(如白血病、恶性淋巴瘤)外，大多数实体瘤可以采用手术治疗	手术只能切除可见肿瘤，对分散的、不可见的癌细胞无法消除，不能根除病因，不适宜于晚期和年老体弱的患者

续表

治疗方法	定义	适用肿瘤及优势	不足之处
中医药治疗	中医药治疗是按中医药理论，运用中药治疗	一般有内服、外贴或内外结合等方法，适宜于癌症治疗的全过程。其特点是辨证施治、攻补兼施、标本兼治，局部和整体配合用药，药效平稳持久，既能杀伤癌细胞，又能增强机体免疫功能和调整机体的阴阳失衡，并对化疗、放疗所引起的不良反应还有很好的矫正效果	有些中药也有毒性，例如肝毒性、肾毒性等

如何选择最合适的治疗方案

目前医学治疗癌症的总原则是控制和消除癌灶，维护和恢复机体功能，达到康复目的，这恰好与中医的"扶正祛邪"意义相吻合。

如何具体运用这个原则，这就要根据不同癌症的特性、临床表现、病期早晚、病人整体状况以及治疗条件等全面加以考虑和分析，制定合理的治疗计划。

◎早期病人：常以祛邪抗癌为主，就是应用一切可能的抗癌治疗手段，彻底消灭癌性病灶，并尽可能不损害病人的整体机能（祛邪而不伤正）。

◎中期病人：扶正与祛邪兼施。

◎晚期病人：因正气大伤，各器官组织功能失调，免疫功能和抗癌能力很弱，经不起强烈的抗癌治疗措施（如根治性手术、根治性放疗等），应以扶正疗法为主（增强病人整体的抗病能力，保护机体的整体功能），通过中西医各种扶正固本和支持疗法，增强病人的抗癌能力，改善病人的一般状况，然后根据病人机体的实际康复情况，给予适当的抗癌祛邪治疗。

如果违反上述原则，常给病人带来不良后果。

作为癌症患者，要果断地服从医生的治疗方案，千万不要因惧怕手术、放疗、化疗等治疗手段，而耽误了病情。

第 4 步

得了癌症莫担心，跟着医生做就够了

从一个肿瘤细胞的发生，到去医院检查出来，可能需要15年。通过基因检测，我们就可以早点预知病情。要知道，如果早发现、早治疗的话，大部分的癌症是可以预防的，早期癌症的治愈率也会很高。所以，得了癌症不要病急乱投医，一定要找对治疗方案，听从医生指挥，积极治疗。

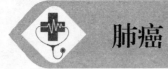

肺癌

肺是人体的呼吸器官，它软软的，好像两块海绵，氧气顺着气管进入到肺里后，要从"空气里的氧"变成"血液中的氧"。这种变化要在肺泡中进行。人吸气的时候，会将空气中的脏东西也吸进肺里，而肺本身有一些过滤装置。肺将我们日常生活中遇到的灰尘、细菌、化学物质这些脏东西装上"垃圾车"，让它们顺着气管排出体外，或送到淋巴结存起来，不允许它们污染肺里的环境。

我们从小到大，总要生几回病，当我们的气管发炎时，其中的纤毛细胞就不能正常工作，再加上巨噬细胞也会有不干活的时候，想象一下这样一天下来有多少灰尘和有害物质进入我们的肺，在肺里沉积。所以，肺也会受到威胁，不能再给我们清理脏东西。

肺，是人体清理垃圾的过滤器，一旦这个过滤器出现问题，久而久之会诱发"肺癌"。肺癌是指支气管或细支气管黏膜上皮细胞在各种致癌因素的作用下失去正常特性而异常增生，不能自我修复而发生癌变的疾病，以咳嗽、咯血、胸痛、发热等为主要临床表现。它是全球最常见的恶性肿瘤之一，位居全世界癌症死因的第 1 位。

哪些因素易导致肺癌

吸烟、环境污染及职业危害常常是肺癌的主要诱发因素。

吸烟的人

实验证明有吸烟习惯者肺癌发病率比不吸烟者高 10 倍，吸烟量大者发病率更高，比不吸烟者高 20 倍。另外，经常吸烟会让纤毛麻痹，如果你总是吸烟，一天吸很多根烟，你的纤毛就总处在麻痹状态，不能有效地将空气中的有害物质排出去，这些有害物质就会赖在你的支气管和肺里不走，时间长了就让肺里的细胞发生癌变。

医生提醒

经常吸烟的人肺是黑色的，而这类人患癌症的概率要比正常人高很多。因为烟草中含有苯并芘等多种致癌物质。

➕ 环境污染

在工业和交通发达地区，石油、煤和内燃机等燃烧后，以及沥青公路飘起的尘埃会产生含有苯并芘的致癌物，有研究显示大气污染与吸烟对肺癌的发病率可能互相促进，一同发挥致癌作用。

➕ 高危职业

肺癌的发生与所从事的职业也有很大的关系，例如长期从事冶金、开矿等一些高危职业的人，在工作中长期接触铀、镭等放射性物质及其衍化物、致癌性碳氢化合物、砷、铬、镍、铜、锡、铁、煤焦油、沥青、石油、石棉、芥子气等物质，就极有可能诱发细胞癌变。

➕ 肺部慢性疾病

例如肺结核、矽肺、尘肺等可与肺癌并存，本身这些慢性病的发生就是体质酸化导致的肺部细胞感染，细胞缺氧，细胞活性降低。这些病例癌症的发病率高于正常人。此外肺支气管慢性炎症以及肺纤维瘢痕病变，在愈合过程中可能引起鳞状上皮化生或增生，在此基础上，部分病例可发展成为癌症。

此外，家族遗传、免疫力低下、内分泌失调、代谢紊乱等因素的存在，都可能使肺癌发生风险增高。

肺癌的临床表现

➕ 咳嗽

肺癌导致的咳嗽会越来越严重，刚开始患者只是偶尔轻轻地咳一下，随着病情的发展，咳嗽不但加重，还越来越频繁，有的患者晚上咳得觉都睡不好。所以，持续性的不断加重的咳嗽，是肺癌一个重要的早期信号。

➕ 低热

肿瘤堵住支气管后往往有阻塞性肺炎存在，程度不一，轻者仅有低热，重者则有高热。

➕ 胸部胀痛

肺癌早期胸痛较轻，主要表现为闷痛、隐痛，部位不定，与呼吸的关系也不确定。如胀痛持续发生则说明癌症有累及胸膜的可能。

➕ 痰血

肿瘤炎症致坏死、毛细血管破损时会有少量出血，往往与痰液混合在一起，呈间歇或断续出现。很多肺癌病人就是因痰中带血而就诊的。

➕ 迁延难愈的"肺炎"

迁延性肺炎多数是由于体质虚弱或有合并症，消炎药长期应用，产生耐药使病情迁延不愈所致。该病病程较长。

医生提醒

对长期抽烟的人的来说，如果发现自己有反复刺激性咳嗽的症状，就要提高警惕了，不要等到咳得无法入睡才去医院做检查。

肺癌的检查与治疗

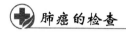 **肺癌的检查**

肺癌的早期信号并不明显，这也是大部分肺癌发现时已经是晚期的重要原因。那么要及早发现肺癌的患病征兆，就要进行一些专业的检查。

检查项目	检查意义
痰液细胞学检查	连续收集3天清晨第一口痰进行检查具有诊断价值，可由其中发现癌细胞
经皮肺穿刺细胞学检查	适用于外周型病变且由于种种原因不适于开胸，其他方法又未能确立组织学诊断病例。目前倾向与CT结合，用细针操作，较安全，并发症较少
胸腔穿刺细胞学检查	怀疑或确诊为肺癌的病人，可能会有胸腔积液或胸膜播散转移，胸腔穿刺抽取胸腔积液的细胞分析可明确分期，对于某些病例，还可提供诊断依据
斜角肌和锁骨上淋巴结活检	对于肺癌病人，常规活检不可扪及的斜角肌或锁骨上淋巴结很少发现转移，可扪及锁骨上淋巴结的病人，诊断率近乎90%
血清肿瘤标志	肺癌血清肿瘤标志物可能成为肿瘤分期和预后分析的有价值的指标，并可用于评价治疗效果。肿瘤标志物检测结果必须综合其他检查结果，不能单独用于诊断癌症
CT检查	在肺癌的诊断与分期方面，CT检查是最有价值的无创检查手段。CT可发现肿瘤所在的部位和累积范围，也可大致区分其良、恶性
磁共振（MRI）	MRI在肺癌的诊断和分期方面有一定价值，其优点在于可以在矢状和冠状平面显示纵隔的解剖，无需造影清晰地显示中心型肿瘤与周围脏器血管的关系，从而判断肿瘤是否侵犯了血管或压迫包绕血管

检查项目	检查意义
支气管镜检查	阳性检出率达60%～80%，一般可观察到4～5级支气管的改变如肿物、狭窄、溃疡等，并进行涂刷细胞学、咬取活检、局部灌洗等操作
PET检查	全身正电子发射体层像（PET）可以发现意料不到的胸外转移灶，能够使术前定期更为精确

✚ 肺癌的治疗方法

肺癌的治疗方法目前主要有手术治疗、放疗、化疗、生物治疗等。如果是早期肺癌，发现的及时，那么一般以手术切除为首选方法，多数患者手术切除后能够获得长期生存，因此，一旦确诊为肺癌早期，就应及早进行手术。如果是局部切除术、肺叶切除术，具体选用何种术式，还是需要根据患者的自身情况和病理分期进行综合考虑。

化疗

对小细胞肺癌的疗效无论早期或晚期均较肯定，近年，生物靶向治疗包括小分子表皮生长因子，与化疗联合应用或单独应用，给晚期病人带来了较好的临床效果，延长了生存期，提高了生活质量。

放疗

对小细胞肺癌疗效最佳，鳞状细胞癌次之，腺癌最差。放疗照射野应包括原发灶、淋巴结转移的纵隔区。同时要辅以药物治疗。

手术

外科治疗是肺癌首选和最主要的治疗方法。

此外，中医治疗肺癌，其疗效往往也是较为显著，其优势在于能够很好地针对患者的病因和发展情况进行辨证治疗，更具有针对性，更容易取得疗效。肺癌中医治疗主要的重点在于针对肺癌患者症状表现、肺癌类型进行有效的治疗，以减轻病人的痛苦，延长生命，有利于提高患者的生活质量。

肺癌患者不同时期的食养方

✚ 手术前

肺癌病人在手术前半个月，除一日三餐外，还要辅加要素饮食。要素饮食含有人体必需的各种营养素，由于营养素齐全可满足机体的需要，不需消化即可在小肠上端吸收，可口服或管饲用之。要素饮食除了可以补充蛋白质营养外，在足够热量供应时，还可促进肌肉蛋白的合成，在热量供应不足时，支链氨基酸也能提供更多的热能。

术前一天要进行灌肠或服泻药，所以术前一天饮食以清淡为主，不可吃得太多太饱。术前晚10时禁饮食。

推荐食谱

黄芪粥

黄芪20克，粳米100克。黄芪放入适量的水中，熬煮后去渣取汁，汁液中放入粳米和适量的水，同煮成粥，依据个人口味加调味品调味食用。本款粥可益气固表、增强体质，对于肺癌体质虚弱、卫表不固，易患感冒者尤其适宜。

藕节止血粥

莲子、藕节各20克，海参1条，粳米100克，冰糖适量。莲子泡软，海参洗净切成丝，将莲子、藕节和海参与粳米一起煮成粥，粥将成时，加入少许冰糖即可食用，每次1小碗。本品对于肺癌咯血者较为适宜。

✚ 手术后

肺癌术后第一天即可恢复饮食，营养摄入没有障碍，只要本着合理膳食、均衡营养的原则即可。具体而言，麻醉清醒后8小时即可饮水，12小时可进流食，让消化道逐渐适应，恢复消化功能，维持电解质平衡。胸腔引流管通常在 24~48 小时就可拔出，术后次日的午饭和晚饭就可进半流食，要求清淡，适当添加优质蛋白。鸡蛋羹、龙须面、面片汤、肉末碎菜粥等都可以。48 小时后可改成普食，也就是平常吃的食物。不必强调滋补，只求饮食正常。

有些患者术后一个月左右要进行放化疗。中间这段时间非常宝贵，要做好营养储备，应对化疗可能带来的食欲下降、疲乏无力等全身反应。

关于日常饮食，建议每日摄取的食物种类达到 15 种，红肉每周不超过 500 克，加工肉制品最好不吃。限制精加工食物，主食可选能量密度较低、饱腹感强的五谷杂粮，实在难以下咽的话可适当粗粮细做。肺癌患者适合吃补气、滋阴润燥的食物。前者包括红枣、山药、桂圆、莲子等，后者有银耳、百合、黑芝麻、苹果、梨、小米、赤小豆、鸭肉等。

推荐食谱

百合荞麦粥

鲜百合30克（干品减半），荞麦片50克。先将百合洗净，加水适量，煮开后改成文火煮30分钟，再加入荞麦片用文火煮成汤黏汁稠之时加入冰糖适量，待糖完全融化后即可食用。本品具有补肺养胃之功效。

白果枣粥

白果、红枣各10枚，糯米适量。将白果、红枣、糯米淘洗干净后煮粥，早、晚空腹温服，有解毒消肿等作用。

薏米赤小豆粥

薏米50克，赤小豆25克，红枣6枚。上述三物淘洗干净，加冷水500毫升，煮开后改文火，煮至赤小豆酥烂，汁黏稠后加冰糖适量，即可服用。本品可健脾利湿，补气和胃。

✚ 放化疗期

《内经》指出："毒药攻邪，五谷为养，五果为助，五禽为益，五菜为充，气味合而服之，以补养精气。"癌症患者在放疗和化疗后，多伴有明显的胃肠道反应，如食欲减退、恶心、呕吐等，严重影响病人的营养状况。因此，在化疗后应给予清淡、易消化、高维生素、高蛋白质饮食，使身体尽快复原。尽可能做到营养全面而又丰富。

✚ 病情稳定期的饮食宜忌

1. 适宜食用的食物：

（1）宜多食具有增强机体免疫力、抗肺癌作用的食物，如菱、牡蛎、海蜇、黄鱼、蟹、鲨、蚶、海参、薏米、甜杏仁、四季豆、香菇、核桃。

（2）发热的患者宜吃冬瓜、苦瓜、黄瓜、莴苣、茄子、百合、苋菜、荠菜、蕹菜、马齿苋、菠萝、梨、柿、橘、柠檬、橄榄、桑葚子、荸荠、鸭、青鱼。

（3）咳嗽痰多患者宜吃杏仁、白果、萝卜、橘皮、枇杷、橄榄、橘饼、海蜇、荸荠、海带、紫菜、冬瓜、丝瓜、芝麻、无花果、松子、核桃、淡菜、罗汉果、桃、橙、柚等。

（4）咯血的患者宜吃青梅、藕、甘蔗、梨、海蜇、海参、莲子、菱、海带、芥麦、黑豆、豆腐、荠菜、茄子、牛奶、鲫鱼、龟、鲩鱼、乌贼、黄鱼、牡蛎、淡菜。

（5）能够减轻放疗、化疗不良反应的食物有蘑菇、桂圆、核桃、甲鱼、黄鳝、莼菜、金针菜、大枣、葵花子、苹果、绿豆、黄豆、赤豆、虾、银豆。

2. 不宜吃的食物：

（1）忌油煎、烧烤等热性食物。

（2）忌油腻、黏滞生痰的食物。

（3）忌辛辣刺激性食物，如韭菜、姜、葱、蒜、花椒、辣椒、桂皮等。

推荐食谱

南杏猪肺汤

南杏仁 20 克，猪肺 1 只。把猪肺反复冲水洗净。将猪肺切成片状，用手挤，洗去猪肺气管中的泡沫。再把南杏仁（注意只选用南杏仁，不能用北杏仁），一起放入瓦煲内加水煲煮，调味即可。

蘑菇猪肺汤

猪肺半个，鲜蘑菇 250 克。先将猪肺洗干净，加冷水、生姜、葱适量，煮开后改文火焖 30 分钟，取其白汤一碗，加入蘑菇共煮 15 分钟，加盐、味精适量，供病人食用（其余的猪肺汤可共家人食用）。本品具有补肺抑瘤作用，可经常食用。

医生提醒

肺癌患者一定要保证饮食平衡，不偏食，粗细搭配，荤素搭配，让机体得到很多营养，才能让其身体强壮。不吃酸渍盐腌、霉变、烟熏食物，禁酒。多食用天然与野生食物，不要吃油炸食品。

肺癌患者的生活调护

生活起居

在起居上建议肺癌患者少去公共场所，如果是在室内也要定时通风换气，一定要注意避免上呼吸道感染，病情较重的患者还需要卧位休息。

➕ 情绪管理

对于肺癌晚期的患者来说，焦虑、恐惧、悲伤等心理经常会出现，那么作为家人一定要努力为患者创造一个温暖和谐的修养环境，语言亲切，鼓励病人说出自己的心理感受，及时疏导患者的不良情绪。

此外，患者自己也需要调整好自己的情绪，对待治疗要有信心，不消极、不悲观，积极配合医生治疗。

➕ 康复运动

肺癌患者术后护理应采取合理体位，根据自身的情况适当活动与锻炼。对于全肺切除术后的患者，在术后锻炼时应取能直立的功能性位置，以促进恢复正常姿势。不宜下蹲解便，以免引起体位性低血压。在下地活动的同时进行适当锻炼，锻炼前给予适当的镇痛药并协助患者咳出痰液，运动量以不引起局部疼痛和身体疲倦为度。

➕ 密切观察，定期复查

术后患者家人还需要格外注意患者的恢复情况，看看有无发热、剧咳、痰血、气急、胸痛、头痛、视力改变、肝痛、骨痛、锁骨上淋巴结肿大、肝肿大等情况出现，如果一旦发观上述症状、体征，就需要及时去医院就诊。

此外，术后恢复一段时间要做后期的治疗，如化疗或生物治疗，控制肺癌转移和复发。定期进行复查，观察病情。

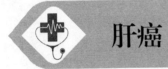

肝癌

人体的五脏六腑都有其对应的功能，肝脏的主要功能之一就是"解毒"。它就像是我们人体的一个化工厂，掌管着糖、脂肪、蛋白质的解毒、代谢，负责人体大部分的新陈代谢和有毒物质的转化，所以它是最易污染也最易出现问题的部位。但肝脏是唯一没有痛感神经的器官，所以无论它累成什么样，它也不会喊痛，这也是人们经常忽略它健康状况的根本原因。这也是为什么肝癌一发现，就是晚期的原因。

肝癌是死亡率仅次于胃癌、食管癌的第 3 大消化道恶性肿瘤，初期症状并不明显，晚期主要表现为疼痛、乏力、消瘦、黄疸、腹水等症状。肝癌分原发性和继发性两种，继发性肝癌是由于其他脏器的肿瘤经血液、淋巴或直接侵袭到肝脏所致。原发性肝癌可分为肝细胞型、胆管细胞型和混合型 3 种类型，其中绝大多数为肝细胞型。原发性肝癌为我国常见恶性肿瘤之一。

哪些因素易导致肝癌

慢性肝病

病毒性肝炎与肝癌的发病较为密切，被医学界称为肝癌的"催化剂"，其中以乙型肝炎（HBV）、丙型肝炎（HCV）为重中之重。有数据显示肝癌患者中约有 30% 以上的患者有慢性肝炎病史，所以乙型肝炎病毒和丙型肝炎病毒被视为促癌因素之一。

➕ 长期食用腌制、煎炸、熏烤的食物也可诱发肝癌

腌制食品中往往含有亚硝胺，煎炸、熏烤食物中可能含致癌物质，所以大家在日常生活中应尽量少食用腌肉、烤肉、烤肠、咸鱼、咸菜等腌制、煎炸、熏烤食物。

➕ 肝硬化

医学观察发现肝癌患者中有 50% ~ 90% 合并有不同程度的肝硬化，所以肝硬化也被视为促癌因素。因此肝硬化患者应做好定期复查工作，以防止肝癌的发生。

➕ 食用变质食物也可诱发肝癌

研究发现霉变食物会产生一种有毒代谢产物——黄曲霉毒素，而黄曲霉毒素是现今发现的最强生物致癌物，所以对于发霉的花生、玉米、大米、薯干、萝卜干、奶制品、豆制品等食物，应尽量避免食用。

➕ 水源污染

饮用水质的严重污染，是肝癌发生的重要诱因之一，尤其是污染的沟水，其次为河水，井水最低。故在没有自来水设施的乡村，应提倡饮用井水。

➕ 免疫状态

有人认为肝癌患者血浆中含有一种封闭因子，能抑制细胞免疫并保护肝癌细胞不受免疫细胞杀伤。现已证明，甲胎蛋白（AFP）就能抑制淋巴细胞和巨噬细胞的吞噬作用。

➕ 基因突变

近年来，还有人认为，环境中的突变原和病毒会激活肝细胞分裂反应途径，引起细胞的点突变和基因易位，是加速癌细胞增殖的可能因素。

肝癌的临床表现

1. 曾经有肝炎或者肝硬化病史，病情已经好转或者稳定多年，没有发冷或者发热症状，但是最近突然发生肝区以及胆囊部位的闷痛或者剧痛。

2. 如果年龄在 30 岁以上的成年人，在右上腹部及上腹部可以轻易触摸到包块，而且质地硬，表面不光滑，移动性差，并且连续观察一段时间，增大趋势明显，但是病人却没有明显自觉症状和不适，应该做全面的检查，以排除肝癌。

3. 口干、烦躁、失眠、牙龈出血、鼻腔出血、舌头发红且有紫斑、舌苔黄厚、上腹部胀满、肝区不适。

4. 全身关节酸痛，尤其以腰背关节最为突出，伴有不喜进食、烦躁、肝区不适。关节不适抗风湿治疗无明显效果。

5. 反复腹泻，每天 3 ~ 10 次不定，伴随消化不良和腹胀，按照肠胃炎治疗效果不佳，肝区不适，逐渐消瘦。

6. 没有其他原因，皮肤以及眼珠发黄，尿色变黄，并逐渐加重。

7. 不规律发热。患了肝癌，机体抵抗力下降，可能合并感染，就会出现发热的现象。但是又很不规律，不寒战，常见于午后。温度的上升和下降都没什么规律。

医生提醒

据不完全统计，约 37% 的肝病患者患病初期都误以为是"胃病"而贻误诊疗。肝病由于发病初期症状不典型，往往出现食欲不振、恶心、腹胀、上腹部不适等，很容易与胃病相混淆。如果出现疑似胃病症状，不要自行用药，应到医院检查明确诊断，尤其是经常喝酒、携带有乙肝病毒或既往有胆道疾病史者更应小心。如果患者长期把肝病当胃病治，擅自服药，结果很可能使肝炎发展成肝硬化晚期或肝癌，错失最佳治疗时机。

肝癌的易患人群

✚ 有肝癌家族史的人

一方面许多损害肝脏的遗传性疾病，如色素沉着病、糖原贮积症等都会发展为肝硬化，肝癌的发生率也很高；另一方面，大家认为肝癌的家族性聚集主要由乙型肝炎病毒聚集所造成。目前没有证据表明肝癌会遗传。

✚ 肝炎后肝硬化病人

50% 以上的肝硬化病人发生癌变，而且多是病情反复、肝脏功能改善不良、经常出现腹水等合并症的患者。

✚ 生活在肝癌高发区的人

中国的肝癌高发区主要在东南沿海，如广西的扶绥、隆安，福建的厦门、同安，江苏的启东、海门，上海的崇明、南汇等，这些地区平均每 10 万人中至少有 30 人死于肝癌。另外，肝癌发病率，沿海高于内地，东南、东北地区高于西南、西北地区。

✚ 长期酗酒

长期酗酒，可明显损伤肝细胞以及导致营养不良，肝脏易发生硬化，在肝硬化的基础上可发展成肝癌。当然，除了上述饮食因素外，乙型肝炎、肝脏内的寄生虫病（如华支睾吸虫）、遗传易感性也与肝癌的发生有密切关系。这里需要指出的是，当上述两种以上因素起作用时，肝癌更易发生，如乙型肝炎与黄曲霉素的暴露则发病会更快。酒精中毒还可致酒精性脂肪肝、酒精性肝炎、酒精性肝硬化。在酒精性肝炎或肝硬化时，枯否细胞减少，可增加肝细胞癌变发生的可能性。

✚ 生活条件艰苦的人群

肝癌的发生有个职业特点，农民的发病率和死亡率最高。有人说，在中国肝癌和胃癌是穷出来的病，经济条件差的人易患"肝癌"，有一定的道理。

✚ 基因突变

环境中的突变原和病毒作用激发肝细胞分裂反应途径的活化，引起细胞的点突变和基因易位，是加速癌细胞增殖的可能因素。

✚ 饮水不健康

水是维持人类正常生存的重要物质。水本身当然不会引起肿瘤，但流行病学调查却证明，饮水污染的程度与肝癌发病率呈正相关。这不仅提示水源中存在有致癌物质，还可能是多种致癌物质的共同作用，例如腐植酸、蓝绿藻毒素等。

✚ 食用受黄曲霉毒素污染的食物

流行病学研究证明，我国肝癌的地域分布与黄曲霉毒素污染分布基本一致。在那些粮油、食品受黄曲霉毒素污染严重的地区，肝癌的发病率与死亡率也较高。黄曲霉毒素是一种致癌物，适合在高温潮湿的环境中生长繁殖。如果人类在夏天长期食用一些发霉谷物的话，就会染上黄曲霉毒素，肝癌就可能发生。

✚ 摄入过多亚硝胺类化合物

从肝癌高发区南非居民的食物中已分离出二甲基亚硝胺，此类化合物也可引起其他肿瘤如食管癌。所以也将亚硝胺类化合物归为肝癌的病因之一。

✚ 摄入过少微量元素

目前在微量元素与肝癌关系的研究中发现，肝癌死亡率与环境中硒含量呈负相关，与居民血硒水平呈负相关。动物试验表明硒能阻断黄曲霉毒素诱发大鼠和鸭子发生肝癌。

肝癌的检查与治疗

肝癌的治疗方法

检查与治疗项目	内容
核磁共振检查	核磁共振是这几年发展比较快的手段，以前核磁共振没有 CT 检查那么理想，现在随着核磁共振技术的不断发展，扫描时间越来越快，分辨率也越来越高了，对于肝脏的一些小病灶也能作出比较准确的判断，所以核磁共振对于肝癌早期的检查起到非常大的作用
甲胎蛋白检查	甲胎蛋白对于检查肝癌有一定的敏感性，但是临床上也发现一部分肝癌早期病人的甲胎蛋白不一定高，所以甲胎蛋白不高的病人也不能完全排除肝癌的可能
超声检查	超声检查是诊断早期肝癌的手段，超声的特点是操作起来比较容易，费用也比较低，对肝脏病变的检出率也比较高
同位素检查	PET-CT 可以对早期肝癌作出诊断。其对肝癌的敏感性不如前面那几项敏感，但是对于转移癌的敏感性是很高的
血管造影检查	虽然对早期肝癌的诊断准确性非常高，但是这种方法属于有创检查。首先要在股动脉切一个切口，插一根管子进到股动脉，一直到肝动脉，把肿瘤血管显现出来。因为有创，所以不作为首选。现在更多用这种手段进行介入治疗，往往通过肝动脉灶来进行，把抗癌药物通过导管直接打到肿瘤血管里面，以达到治疗效果

防癌抗癌小贴士

　　根据肝癌危险程度，一般把肝癌好发人群分为 3 类：第一类是高危人群，如因慢性病毒性肝炎（乙肝或丙肝）发展成肝硬化的患者；第二类是中度危险人群，如慢性病毒性肝炎患者，但没有肝硬化和肝癌家族史；第三类是低危人群，如非病毒性原因导致肝硬化的患者。

　　三级普查即根据 3 类人群进行不同检查，一般高危人群每 3 个月做 1 次相关检查（肝功能、甲胎蛋白和超声）；中度危险人群至少每半年做 1 次检查；低度危险人群每 1 年做 1 次相关检查。查出可疑病例时，应进一步进行超声、核磁共振或动脉造影，直到排除肝癌。

✚ 肝癌的治疗方法

　　目前肝癌的治疗方法大致可以分为两类：一类是手术治疗，一类是非手术治疗。

　　1. 手术治疗主要是肝脏切除术和肝脏移植手术。一般而言，根治性手术切除后，肝癌患者的 5 年生存率可达 50% ～ 60%；符合肝移植手术标准的患者，经肝脏移植手术治疗后的 5 年生存率可达 70% 左右。

　　2. 非手术治疗包括经皮局部消融治疗、肝动脉栓塞化疗、放射治疗、生物治疗等。局部消融治疗小肝癌，术后 5 年生存率类似于手术切除，而肝动脉栓塞化疗用于不能手术切除的肝癌的 3 年生存率在 30% 左右。

　　总结肝癌的治疗方法有多种，每一种治疗方法都有各自的特点，也就是说只有适合患者病情的方法才是最好的方法。例如：采取手术切除的病人需要有较好的心肺功能，肝癌肿瘤比较局限，没有转移等。如果不具备这些条件而勉强手术切除，是不能获得好的治疗效果的。同样，局部消融治疗小肝癌效果好，对于体积较大的肝癌，局部消融不能完全杀灭肿瘤，效果也不会好。因此，应根据患者的身体状况、肝功能状态、肿瘤情况来选择适合的治疗方法。

肝癌患者不同时期的食养方法

手术前

手术前，患者多有心神不宁、心火上发等症状，建议清淡饮食，不吃损伤胃口的东西。此外，根据病人食欲，尽可能给予含有营养的，注重补气、补血的食品。

推荐食谱

当归煨鸡汤 / 黄芪炖里脊 / 虫草蒸甲鱼

把当归 30 克洗净浸泡半小时，塞在净鸡腹内煨汤，加葱、姜、盐等佐料，可喝汤食鸡肉；黄芪 50 克煮汁，取汁与猪里脊同煮，加调味品；冬虫夏草 10 克，洗净后放在宰杀好、去尽内脏的甲鱼腹内，加葱、姜等调味品清蒸。

枸杞甲鱼汤

枸杞 30 克，甲鱼 150 克。将枸杞、甲鱼共蒸至熟烂即可，枸杞与甲鱼汤均可食用。每周 1 次，不宜多食，尤其是消化不良者，失眠者不宜食。能够滋阴、清热、散结、凉血，提高机体免疫功能。

手术后

饮食要有规律，少量多餐，定时定量，避免时饱时饿，忌暴饮暴食，避免或减少如海鲜火锅等高脂肪大餐。这是因为，过饥过饱都会造成胆汁淤积，易发生感染，甚至导致胆病复发。而且高脂肪、高蛋白食物在人体也难以消化和吸收，同样也影响胆汁分泌。因此，清淡、易于消化的食物有利于胆汁排出，避免胃肠胀气。对于不同体质、体重的术后患者，进食含蛋白质食物时也要根据身体的状况控制数量，最好是在医生的指导下进行。

1.应以多样化、易消化、低脂肪、低蛋白、高维生素食物为主，以少食多餐为饮食原则，从而避免饮食不当而阻碍肝脏功能的恢复。

2. 应避免食用过多的营养品和补品，因"高质量"的营养品和补品不但不易被肝癌手术后功能较弱的肝脏分解，而且还会加重肝脏负担，不利于术后康复。

3. 应忌食高糖食物，因糖易发酵，吃多了不仅会阻碍各种营养素的吸收与利用，而且还会诱发腹胀、腹泻以及肠胀气等不适，这对肝癌手术后的康复是极为不利的。

4. 应尽量避免食用辛辣、刺激、坚硬、煎炸、植物纤维素多的食物，从而避免发生食管或胃底静脉破裂出血，而影响肝癌术后的恢复。

5. 应尽量采用低盐饮食，特别是合并腹水的肝癌患者饮食更要严格限制钠的摄入，应给予低盐或无盐饮食。

6. 多饮白开水，因为可以稀释胆汁；而适当补充维生素K，则对内脏平滑肌有解痉镇痛作用，对缓解胆管痉挛和胆石症引起的腹痛也有良好效果。

除此之外，肝癌手术后饮食可适当增加些有补血止血、保肝护肝以及可增强免疫力的食物，如贝、橘、牡蛎、海蜇、带鱼、乌梅、荠菜、甲鱼、香菇、蘑菇、蜂蜜等，从而加快肝癌术后的康复进程。

推荐食谱

鲜藕姜汁粥

鲜藕（去节）500克，生姜汁10克，粳米100克，一起放入1000毫升清水中，小火煮成粥，约1小时后，放入姜汁。

佛手粥

干佛手10克，粳米100克，冰糖和葱各适量。干佛手水煎取汁，加入粳米，水1000毫升，同煮粥，最后，加入冰糖和葱调味即可。

放化疗期间

1. 食欲不振是肝癌患者经过放疗之后常见的一种症状。因此患者这时应吃营养丰富、清淡、易消化的食品，并采用少食多餐的方式。

2.肝癌患者经过腹部放射治疗，可能会刺激黏膜，引起肠蠕动加快，从而导致患者发生腹胀、腹泻的症状。这时患者应该食用易消化、清淡、少油腻的食品，而产气的食品要少食用，含纤维素多的食品及黏腻、寒凉食品则不能食用。

3.肝癌患者常见的一种放疗反应是咽痛、食管炎，这主要是因为放射线损伤唾液腺及黏膜所引起的。这时的患者可食用凉性的饮食，饮食温度不易太热，肉要剁细，蔬菜或水果可以榨成汁饮用。口干、咽痛严重者，在饭前可以含化或吞咽少量的奴夫卡因或利多卡因溶液，然后再进食，这样可以减轻疼痛，也可用中药草决明、生甘草煎水当茶饮。

4.部分患者可能在放化疗之后出现恶心、呕吐这些症状。因此在饮食上注意，菜中可放少量的姜汁来调味，尽量避免不新鲜的或气味怪异的食品，也可含鲜生姜片或用中药陈皮煎水当茶饮。

推荐食谱

核桃芝麻粥

材料：核桃仁 200 克，芝麻 140 克，粳米 100 克。

做法：研磨核桃仁及芝麻。粳米加适量水煮熟，再加入核桃仁、芝麻即可食用。

作用：改善放化疗期间脱发。

蔬荸饮料

材料：梨 500 克，鲜藕、马蹄、鲜芦荟、甘蔗各 250 克。

做法：将上五物分别洗净切碎，捣烂取汁，调匀，随即饮用。

作用：凡见咽痛症状者均可饮用，又适用于放化疗患者。

猪肉皮胶

材料：猪肉皮 500 克。

做法：将猪肉皮加水适量煮烂，浓缩成汁盛装于器皿中，待凉成冻胶状。

作用：适用于肿瘤患者脾虚血热，或血小板减少所致出血。

肝癌患者的生活调护

一旦患上肝癌这种疾病，不及时治疗、护理就会出现严重的并发症，甚至会出现死亡的情况。所以肝癌患者要特别注意日常生活的护理。

✚ 肝癌康复护理

应密切观察患者意识状态，有无精神错乱，自我照顾能力是否降低，性格及行为是否异常，饮食禁用高蛋白饮食，给予以碳水化合物为主的食物，保证水、电解质和其他营养的平衡。卧床休息避免剧烈运动，术后间歇给氧3～4天，以保护肝细胞。

✚ 肝癌呼吸道护理

因为肝癌手术的创伤比较大，患者的膈肌抬高，呼吸运动受限，如果病人出现咳嗽、咳痰困难等症状，可给予雾化吸入，每次雾化吸入后及时给予翻身，轻叩背部。指导患者双手按压切口，深呼吸咳嗽，鼓励将痰咳出。

✚ 肝癌清洁护理

术后加强皮肤护理，每日用温水擦洗全身数次。保持口腔及会阴部清洁，保持床铺清洁干燥，每日更换床单及病号服一次。禁食期间加强口腔清洁护理。患者及家属不可随意揭开纱布，用手触摸切口，以防污染。

✚ 肝癌患者的家庭护理

肝癌患者在回家休养的时候，更应该做好家庭护理工作。保持康复的居住环境清洁舒适，房间对流通风。肝癌病人急躁易怒，家属应谅解忍让，从心理上给病人安慰，并鼓励其参与正常人的生活，参加轻松的工作和适量的学习，从中确立自己的生存价值。

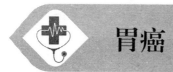

胃癌

胃癌是常见的癌症之一，食品安全问题、环境污染问题、生活压力大、饮食不规律，在这些因素共同作用下导致胃癌的发病率日益上升，甚至许多年轻人在花样年华也患上了胃癌。我们总会谈癌色变，事实上，胃癌并不可怕，可怕的是我们发现得太迟。当你的胃内壁开始出现癌细胞时，胃癌就悄悄地发生了。胃癌通常发展缓慢，历经数年。

哪些因素易导致胃癌

遗传因素

胃癌有家族性聚集的倾向。研究发现，胃癌在某些家族中发病率很高，胃癌患者亲属的患病率比一般人群高 4 倍。

环境因素

胃癌在地理分布上有明显差异。近年有人调查发现，在胃癌的高发区，人体对硒的摄入量明显低于低发区。这说明地理、环境因素在胃癌的发生中起着非常重要的作用。

饮食因素

饮食因素是胃癌发病中最主要的因素。新鲜蔬菜、水果、豆类食品的摄入对胃癌有防御作用，因新鲜蔬菜含有维生素 C、维生素 A、维生素 E 或酚类，维生素具有抑制胃肠道肿瘤作用，酚类有一定的抗癌作用。此类食品摄入愈少，患胃癌的危险性越高。

✚ 胃部疾患

胃癌的一部分患者是由原有胃部病变恶化而致，与胃癌关系密切的胃病有以下几种：①萎缩性胃炎；②胃溃疡；③胃息肉；④幽门螺杆菌感染。

胃癌的临床表现

✚ 上腹饱胀不适

这种感觉于进食时更加明显，通常进少量食物即有饱胀感，病人不再想进食，且常伴有嗳气和恶心。由于位置多在肚脐下或偏右的地方，因此有时会被误诊为胆囊疾病，这也是胃癌的早期症状。

✚ 食欲减退、消瘦、乏力

这是一组常见而又缺乏特异性的胃癌早期信号。食欲减退如果与胃痛症状同时出现，并可以排除肝炎时，尤应引起重视。还有些患者因在进食后出现腹胀、嗳气而自动限制日常饮食，致使体重下降而消瘦、乏力。

✚ 恶心、呕吐

胃癌的早期症状可出现食后饱胀感并伴有轻度恶心，严重者可能伴随贲门部肿瘤，并且开始出现进食不顺。恶心、呕吐会逐步发展为吞咽困难和食物反流。胃癌进一步发展可因幽门梗阻而出现呕吐。

✚ 呕血及黑便

胃癌的癌肿表面形成溃疡时，则出现呕血和黑便。1/3 胃癌患者经常有小量出血，胃癌的早期症状多表现为大便潜血阳性，部分可出现间断性黑便，但也有以大量呕血而就诊者。

✚ 心窝部空心痛

这种痛不严重，可忍受，与进食没有关系，安静休息时容易表现出来，这也是胃癌的早期症状。

胃癌的易患人群

1. 长期进食高盐、熏制品、盐腌食品者。腌肉、熏鱼等加工肉类制品中含有大量亚硝酸盐，极易形成亚硝酰胺，在胃中直接诱发肿瘤，这也是沿海地区胃癌高发，及日本人胃癌发病率高的原因。

2. 有胃癌家族史者。患者家属中胃癌发病率比正常人群高 2~3 倍。

3. 嗜烟酗酒者。有研究表明，吸烟可以使患胃癌的危险性增加 48%，喝酒则会使患胃癌的危险性增加 82%，而且烟龄 / 喝酒越长、日吸烟 / 喝酒量越大、开始吸烟 / 喝酒年纪越小，患胃癌的危险性越高。

4. 三餐不定时者。胃是一个习惯遵守"时间表"的器官，胃液的分泌在一天中存在生理性的高峰和低谷，以便于及时消化食物。胃酸和胃蛋白酶如果没有食物中和，就会消化胃黏膜本身，对胃黏膜造成损害。经常三餐不定时者发生胃癌的危险性是正常人群的 1.3 倍。

✚ 医生提醒

胃癌趋向年轻化

19~35 岁年轻人胃癌发病率比 30 年轻翻了 1 倍，主要是与不良生活习惯有关。就现代人而言，睡眠少、压力大、饮食没有规律、吸烟、酗酒，吃烧烤、腌制食物太多等，都会增加患胃癌风险。

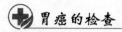

胃癌的检查与治疗

胃癌的检查

检查项目	内容
X 线钡餐检查	数字化 X 线胃肠造影技术的应用，目前是诊断胃癌的常用方法。常采用气钡双重造影，通过黏膜相和充盈相的观察作出诊断。早期胃癌的主要改变为黏膜相异常，进展期胃癌的形态与胃癌大体分型基本一致
纤维胃镜检查	直接观察胃黏膜病变的部位和范围，并可获取病变组织作病理学检查，是诊断胃癌的最有效方法。采用带超声探头的纤维胃镜，对病变区域进行超声探测成像，有助于了解肿瘤浸润深度以及周围脏器和淋巴结有无侵犯和转移
腹部超声	在胃癌诊断中，腹部超声主要用于观察胃的邻近脏器（特别是肝、胰）受浸润及淋巴结转移的情况
螺旋 CT 与正电子发射成像检查	多排螺旋 CT 扫描结合三维立体重建和模拟内腔镜技术，是一种新型无创检查手段，有助于胃癌的诊断和术前临床分期。利用胃癌组织对于氟和脱氧 -D- 葡萄糖（FD 克）的亲和性，采用正电子发射成像技术（PET）可以判断淋巴结与远处转移病灶情况，准确性较高

胃癌的治疗

手术治疗

手术治疗分为两类：①根治性手术。整块切除包括病灶和可能受浸润胃壁在内的部分或全部胃，并整块清除胃周围的淋巴结，重建消化道。②姑息性手术。当原发病灶无法切除时，会采用姑息性手术，以减轻由于梗阻、穿孔、出血等并发症引起的症状，常见的有胃空肠吻合术、空肠造口术、穿孔修补术等。

化疗

在根治性手术的术前、术中和术后，通常会采用化疗，来延长患者的生存期。晚期胃癌病人采用适量的化疗，能减缓肿瘤的恶化速度，改善病症。早期胃癌，根治术后一般不用辅助化疗，不过如果有病理恶性程度高、癌灶面积大于 5 厘米、多发癌灶、年龄低于 40 岁等情况，还是要采用一定的辅助化疗。姑息手术术后、根治术术后复发者也需要化疗。常用的化疗给药途径包括口服给药，静脉、腹膜腔给药，动脉插管区域灌注给药等。

放射治疗

未分化癌、低分化癌、管状腺癌、乳头状腺癌对放疗有一定的敏感性，癌灶小而浅者、无溃疡者效果最好，可使肿瘤全部消失。黏液腺癌及印戒细胞癌对放疗无效，故为禁忌。

胃癌的术前放疗能使 60% 以上患者的原发肿瘤有不同程度的缩小，切除率比单纯手术组提高 5.3% ～ 20%，5 年生存率可提高 11.9%。对原发灶已切除、淋巴结转移在两组以内或原发灶侵及浆膜面并累及胰腺、无腹膜及肝转移者可行术中放疗。

中医治疗

中医治疗肿瘤常取化血化瘀、软坚散结和清热解毒、扶正固本的药物，在恶性肿瘤特别是中晚期恶性肿瘤的治疗中疗效显著。胃癌晚期中医药治疗效果显著，其优势在于整体性强，可以弥补手术、放化疗等治疗的不足及不良反应小等。

内镜治疗

早期胃癌患者如有全身性疾病不宜手术切除者可采用内镜治疗，此外通过内镜应用激光、微波及注射无水酒精等亦可取得根治效果。

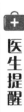

医生提醒

胃癌晚期，一些患者无法进行手术治疗，可以采用化疗、中医，或者中西医结合的方法进行治疗，既能减轻患者痛苦，又会产生治疗效果。

胃癌患者不同时期的食养方法

➕ 手术后

1. 胃切除后的较长时间内，应采用少食多餐的重要饮食原则，以弥补术前疾病的慢性消耗，填补手术创伤的损失。

2. 每天要保证有足够营养的高蛋白、高维生素的细软食物，如蛋类、乳类及其制品，瘦肉类，豆腐、豆浆等豆制品，鲜嫩的蔬菜及成熟的水果等。

3. 避免吃不利于伤口修复的，刺激性强和不易消化的食物，如辣椒、酒、咖啡、浓茶和含粗纤维多的芹菜、韭菜等，必要时，额外添加乳清蛋白。

4. 烹调形式上，多采用蒸、煮、烩、炖等方式，尽量不要采用炸、煎、烟熏及生拌等方法，以免难消化。等手术创伤完全康复后，再逐渐过渡到正常普通饮食。

胃切除术后，最常见的并发症是缺铁性贫血，有15%的患者有骨软化病，是由于维生素 D 缺乏和钙吸收障碍引起的。因此术后患者应注意膳食中多摄入含铁、钙、维生素 D 丰富的食物。

推荐食谱

小米香菇粥

材料：小米 50 克，香菇 50 克，鸡内金 5 克。

做法：小米淘洗干净；香菇择洗干净，切成小块或碎末；鸡内金洗净。锅置火上，放入适量清水，下入小米、鸡内金，用文火煮成粥，取其汤液，再与香菇同煮至熟烂，分次食用。

健胃防癌茶

向日葵杆蕊或向日葵盘 30 克。上述原料煎汤代茶，长期饮用，有防癌、消炎之功效。胃癌术后吻合口有炎症者可选此药膳。

➕ 放化疗期

化疗期间要做好饮食调理，还应注意中医健脾补肾治疗，通过培补先后天之本，调理患者脾胃功能，这样才能保证食物的正常摄入，水液输布正常，饮食运化正常，所摄入的食物能够真正转化为患者所需要的能量，为患者争取生存期的延长奠定营养基础，不至于使身体营养状况入不敷出。

推荐食谱

南瓜小米粥

材料：南瓜 250 克，小米 120 克，红枣 8 枚，冰糖少许。

做法：南瓜切成小块，小米洗净备用，红枣洗净沥干水分。冰糖也可以不放，因为南瓜有甜味。锅里加 5 碗水，盖盖儿大火烧开，下入除冰糖外的所有材料。再次开锅后转小火，小心撇去浮沫，煮至粥黏稠，倒入冰糖，煮至糖融化即可关火。

小米暖胃、安神，煮粥食，益丹田，补虚损，开肠胃。南瓜性温，味甘，其所含成分能促进胆汁分泌，加强胃肠蠕动，帮助食物消化。

➕ 晚期

1. 胃癌晚期患者由于肿瘤迅速生长，机体代谢异常，常出现食欲减退、恶心、呕吐，导致营养不良，使病情进一步恶化。

2. 应尽量摄入高蛋白、高热量、高维生素饮食，使患者的免疫能力、抗癌能力增强，精神和心理上充实愉快。蛋白质是癌症患者的主要营养物质，可根据患者的消化能力选用蛋类、乳类、瘦肉、鱼及豆制品；碳水化物是主要的供能物质，也要尽量给予；新鲜的水果和蔬菜可补充体内的维生素及微量元素，应鼓励患者多吃。

3. 食欲减退者要少量多餐，选一些优质蛋白质。在食品的调配上注意色、香、味以增进食欲，进食前要控制疼痛、恶心、呕吐等不适，注意饮食环境的清洁、舒适、安静，适当增加医用营养制剂来增加能量和营养。

胃癌患者的生活调护

1. 保持愉快规律的生活。注意调整好自己的情绪，尽量避开不良心境的侵扰，轻松愉快地面对每天的生活。养成良好的起居习惯和生活规律，以健康的心态平静地生活。

2. 持之以恒地适度运动。鼓励胃癌病人在没有禁忌的前提下，进行适合自己病情及体能的运动锻炼，其中又以规律、适度和持之以恒的有氧运动为最佳。

3. 加强病情观察，预防感染及其他并发症的发生。观察病人生命体征的变化，观察腹痛、腹胀及呕血、黑粪等的情况，观察化疗前后症状及体征改善情况。晚期胃癌病人抵抗力下降，身体各部分易发生感染，应加强护理与观察，保持口腔、皮肤的清洁。长期卧床病人，要定期翻身、按摩，指导并协助进行肢体活动，以预防压疮及血栓性静脉炎的发生。

4. 对胃癌患者，在护理工作中要注意发现病人的情绪变化，要注意根据病人的需要程度和接受能力提供信息；要尽可能帮助分析治疗中的有利条件和进步，使病人看到希望，消除病人的顾虑和消极心理，增强其对治疗的信心，能够积极配合治疗和护理。

5. 对于午后潮热的患者，要多喝温开水，在必要时可以酒精擦浴和针刺退热。如果胃癌并发吐血，表明病情危重，这时应就地抢救。患者宜平卧，头侧向一边，防止血液和胃内容物逆流入气道而发生窒息，可同时用冰盐水或开水溶化后饮服，并马上送医院进行治疗。

医生提醒

胃癌手术后早期进食后如感到头晕、心跳、出冷汗、面色苍白，应立即卧床休息 15 ～ 20 分钟，进食量可减少，并少吃甜食。

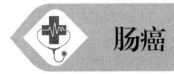

肠癌

作为一种与高脂肪、高蛋白、低纤维素饮食相关的"富贵病"，近年来肠癌发病率明显上升。肠癌是指发生于肠道的癌，是胃肠道常见的恶性肿瘤，发病率仅次于胃癌和食管癌。

哪些因素易导致肠癌

1.高脂、高蛋白饮食。近年来，随着人们生活水平的不断提高，膳食纤维含量的降低，肉类、油炸烧烤食品的比例大幅增加，导致结、直肠癌的患病风险增加。

2.吸烟与饮酒。虽然多次流行病学调查显示吸烟和饮酒是结肠癌发病的危险因素，但目前吸烟和饮酒与结直肠癌发病的关系尚无一致的结论。有研究发现，吸烟年数越长者患大肠癌可能性越大。

3.肥胖和体力活动。国内外大量研究表明，肥胖是大肠癌发生的危险因素之一。体力活动对大肠癌具有一定的预防和保护作用。

4.遗传因素。大肠癌中有 5% ～ 20% 具有遗传性，主要包括家族性多发性大肠腺瘤病和遗传性非息肉病性大肠癌。

肠癌的临床表现

肠癌初期表现，以无痛便血为主，血液呈红色或鲜红色，与早期内痔的症状非常相似；后期便血多为黯红色，为混有粪便之黏液血便或脓血便。

肠癌的易患人群

➕ 家族有肠癌遗传病史的人群

这里主要指直系亲属中有患大肠癌，特别是连续两代以上都有的，患病年龄在50岁以下，其后代患大肠癌的危险性明显增高，风险概率比普通人群高接近20倍。建议进行定期结肠镜检查以及与肠癌相关的肿瘤指标检测。

➕ 得过恶性肿瘤者

尤其是已经患过肠癌的人群，再患肠癌的风险比普通人约高10倍。这里特别提醒曾经患宫颈癌、使用放射性局部治疗的女性，患直肠癌的机会也会增加。建议上述人群除了在肿瘤手术后的5年内进行正规的随访外，5年过后更要注意定期检查和随访。

➕ 结肠息肉患者

特别是大肠腺瘤性息肉，其本身就是癌前病变，有数据显示接近80%的大肠癌是经过腺瘤性息肉转变来的。因此，有结肠息肉的患者，一要及时切除息肉，二要定期做肠镜检查。

➕ 位于大肠癌高发区

我国大肠癌高发区主要是长江三角洲地区、珠江三角洲地区以及港澳台地区，苏浙沪三地是最高发区。

医生提醒

胆囊切除者、糖尿病患者以及长期便秘者，虽然不如前述人群得肠癌的风险大，但有资料研究显示，他们得肠癌的机会比普通人群要大。

➕ 慢性溃疡性结肠炎患者

由于大肠长期受慢性炎症的刺激而易恶变成癌。因此，溃疡性结肠炎患者一定要重视，不仅积极治疗，争取尽快治愈，而且对于经久不愈或反复复发的病例，要考虑进行外科手术切除这个"定时炸弹"。

肠癌的检查与治疗

➕ 肠癌的检查

检查项目	内容
X 线检查	包括全消化道钡餐检查及钡灌肠检查。可观察结肠形态的全貌，有无多发性息肉和多发癌灶，为结肠肿瘤病人的手术治疗提供依据。其病变征象最初可出现肠壁僵硬、黏膜破坏，随之可见恒定的充盈缺损、肠腔狭窄等。气钡双重对比造影检查效果更佳
内镜检查	凡有便血或大便习惯改变，直肠指检无异常发现者，应常规进行纤维结肠镜检查。不但能够发现结肠各种类型的病变，而且可以采取组织活检，明确诊断，以免漏诊或误诊
血清癌胚抗原（CEA）检查	对检测诊断肠癌无特异性，数值升高常与肿瘤增大有关，结肠肿瘤切除后可恢复到正常值，复发前数周可以再次升高，因此对估计预后、监察疗效和复发有一定帮助
B 型超声扫描、CT 或 MRI 检查	均不能直接诊断肠癌，但对癌肿的部位、大小以及与周围组织的关系，淋巴及肝转移的判定有一定价值。主要适用于了解肿瘤对肠管浸润的程度及有无局部淋巴结或远处脏器转移
粪便检查	通过检测粪便中的肿瘤 M2 丙酮酸激酶（M2-PK）发现，肠癌患者的 M2-PK 值是正常人的 14 倍。所以，粪便肿瘤 M2-PK 检测为肠癌筛查提供了一种很有前景的新手段

➕ 肠癌的治疗

外科治疗

大肠癌的治疗中的唯一根治方法是早期切除癌肿。探查中如发现已有癌转移，但病变肠曲尚可游离时，原则上即应将大肠癌切除，以免日后发生肠梗阻；另一方面，癌肿常有糜烂、渗血或继发感染，切除后能使全身情况获得改善。对有广泛癌转移者，如病变肠段已不能切除，则应进行造瘘或捷径等姑息手术。

放射治疗

疗效尚不满意。有人认为大肠癌的治疗分为：①术前放疗，可使肿瘤缩小，提高切除率，减少区域性淋巴结转移、术中癌细胞的播散及局部复发；②术后放疗，对手术根治病例，如肿瘤已穿透肠壁，侵犯局部淋巴结、淋巴管和血管，或外科手术后有肿瘤残存，但尚无远处转移者，宜作手术后放疗；③单纯放疗，对晚期直肠癌病例，用小剂量放射治疗，有时能起到暂时止血、止痛的效果。

化疗

由于结直肠癌病人确诊时，大约有 30% ~ 40% 发生转移，即使早期也有 50% 术后复发。因此，单靠外科技术提高治疗效果非常困难。全身化疗既是早、中期结直肠癌术后辅助治疗的主要手段，也是晚期结直肠癌姑息治疗的手段。

但化疗存在敌我不分、有效剂量和中毒剂量非常接近、毒副作用等严重不足，其中以消化功能受损和骨髓造血功能受抑制等反应最为明显，往往使肠癌患者因反应严重而难以接受化疗或不能坚持完成整个疗程。在化疗的同时以及化疗后配合健脾和胃、益气生血、补益肝肾等中医治疗，则可以较好地缓解化疗反应，有助于化疗的顺利进行。"五行平衡缓控疗法"坚持中医五行相应、子午流注的整体观、时间观指导诊疗过程，中药与针灸及特色疗法配合，可以提高预防及治疗的效果。还可以根据患者体质、病情特点，综合运用清热解毒、活血化瘀、以毒攻毒、益气健脾、扶正固本、疏通经络等多种治疗法则，延长生存期限，提高生存质量，还有缓解症状，减少痛苦，建立自信心等优点。

肠癌患者不同时期的食养方法

✚ 肠癌患者手术前忌吃食物

1.煎炸、熏制、腌制、烤制食物：日常生活中，很多人对这几类食物非常感兴趣，有时甚至还会误食一些烤焦的食物，这些都是引起直肠癌的可能因素，所以在日常饮食中，应该尽可能避免摄入上述食物。

2.辛辣、烈酒、燥热等刺激性食物：这些刺激性食物会损害肠黏膜，影响肠蠕动的正常进行，不利于肠道将体内的废物及时排出体外。

3.高脂肪、低纤维的食物：摄入过多的脂肪类食物不仅能够刺激肠蠕动，导致便秘；并且由于大便长期在肠内聚集增加了与致癌物、毒素等有害物质接触的机会，肠腔变窄时也容易发生肠梗阻。提倡患者多摄入种类丰富的蔬果，以促进排便的通畅。

推荐食谱

银花藤粥

材料：银花藤50克，白花蛇舌草100克，龙葵50克，半枝莲50克，大米100克，白糖30克。

做法：将银花藤、白花蛇舌草、龙葵、半枝莲于瓦锅煎煮25分钟取药液，加入大米中，加水适量煮熟后加白糖即可。

清热解毒，散结消肿。肠癌患者食用效果尤佳。

鸽子汤

材料：鸽子1只，山药1段，黑木耳100g，蘑菇5朵，鹌鹑蛋5个，红枣、枸杞各少许。

做法：把木耳、蘑菇用热水浸泡至软，再把所有材料于炖盅中炖熟至烂即可。

营养滋补，增进人体机能，加快身体康复。

藕汁郁李仁蛋

材料：郁李仁8克，鸡蛋1只，藕汁适量。

做法：将郁李仁与藕汁调匀，装入鸡蛋内，湿纸封口，蒸熟即可。

每日2次，每次1剂，具有活血止血、凉血的功效，大便有出血者可选用。

✚ 手术后的饮食建议

避免摄取纤维含量过高的蔬菜（以低渣饮食为原则）。主要是要尽量减少食物经消化道消化后的渣滓，以减少粪便的量，并使胃肠道有充分的休息，有利于伤口愈合。但低渣饮食食用数天以上，应注意补充矿物质及多种维生素。食物应充分咀嚼，以避免造成粪便体积过大而阻塞造成不适。口味以清淡、不油腻为原则。

推荐食谱

黄芪猪肉红藤汤

材料：黄芪50克，红藤100克，大枣10枚，猪瘦肉500克。

做法：黄芪与红藤加适量水大火煮沸，后用小火煎，去渣取汁与大枣、猪肉共炖至烂，食肉喝汤。

肉桂芝麻煲猪大肠

材料：肉桂50克，黑芝麻60克，猪大肠约30厘米。

做法：肉桂、黑芝麻装入洗净的大肠内，两头扎紧，炖至烂熟，饮汤吃肠。

升提中气，适用于肠癌术后下腹坠胀。

鱼腥草莲子汤

材料：鱼腥草10克，莲子肉30克。

做法：鱼腥草、莲子粥肉加水煎煮成汤。

清热燥湿，泻火解毒。适合肠癌术后里急后重。

➕ 放化疗期

1. 化学治疗可引起口腔黏膜炎，表现为黏膜充血、水肿、溃疡、疼痛等。此时要保持口腔清洁，进食后刷牙，补充高营养流质或半流质饮食，如银子羹、银耳羹、牛奶、豆浆、鲫鱼汤等。进食时避免过热、过酸及刺激性饮食。

2. 化疗期间的病人营养一定要充足，要适当增加一些蛋白质，多食一些瘦肉类如瘦鸡肉、鱼肉、牛肉、猪肉等，少食用高脂肪的食物，不要吃油炸类食品。

3. 在饮食方面应该以健脾胃为主。如山楂，可有效防止呕吐，还能促进消化；核桃、薏仁、萝卜、葵花子、猕猴桃、莼菜、鱼类等，不仅提高患者食欲，降低消化道消化负担，还能减轻化疗相关副作用。如果患者有口腔黏膜破溃，可用玫瑰花、金银花、菊花等代茶饮用。

4. 患者如出现白细胞、血象下降反应时，宜补充动物内脏，如心肝、骨髓、鱼类、大枣、桂圆、赤豆、猪脚、瘦肉、鹌鹑、蘑菇、鸭血、核桃、甲鱼等富含蛋白的食物。在提升患者白细胞数量的同时还有利于营养均衡。

推荐食谱

黄芪杞子煲水鱼

黄芪30克，杞子20克，水鱼1条。将水鱼宰杀后去内脏，洗净切块，黄芪用纱布包好，与杞子、水鱼一起加水适量炖熟烂，去黄芪渣，油盐调味服食。适用于放疗后出现眩晕、贫血，或白细胞减少，疲乏无力者。

芡实莲子粥

芡实30克，莲子30克，猪瘦肉50克，粳米80克。莲子浸泡去心，猪瘦肉切碎。芡实、莲子加水煮至软烂，然后加入粳米、猪瘦肉煮至米烂成粥，和盐调味，温热服食。健脾止泻，涩精补肾。适用于肠癌晚期下痢频数、形体虚衰者。

肠癌患者的生活调护

✚ 术后注意观察恢复情况

①回病房后，应密切观察病人生命体征的变化，伤口敷料的渗血、渗液及引流液的情况；②观察切口愈合情况；③观察病人排便的性状、次数及腹部有无不适。

✚ 锻炼身体

积极锻炼身体，能提高身体的免疫能力，抵抗疾病的侵袭。患者在康复期间，除了注意卧床休息之外，在病情得到缓解时，一定要坚持锻炼，这样不仅增加机体免疫力，改善血液循环，促进新陈代谢，还可消除抑郁情绪，松弛紧张的精神，有利于病情的缓解。

✚ 定期复查

癌症治疗不彻底，容易复发，因此定期的复查很有必要。患者应长期与经治医生保持联系，在治疗后的前 3 个月复查 1 次，第 3 至第 5 年内，每半年复查 1 次，以便能及时发现是否有复发或转移。

✚ 树立信心，培养良好的心态

对于癌症，树立信心，拥有良好的心态是非常重要的，这对于癌症康复有很大的帮助。要有强烈的求生欲望，这样有助于治疗。

✚ 多进食易消化的多纤维食品

对于大肠癌患者，日常要多吃一些新鲜、易消化的多纤维食品。定时与均衡的饮食，细嚼慢咽的饮食方法，可以帮助患者吃得好、吃得科学、吃得健康。

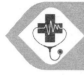

宫颈癌

宫颈癌是指发生在宫颈阴道部及宫颈管的恶性肿瘤。宫颈癌在我国是仅次于乳腺癌居第 2 位的妇科恶性肿瘤，是最常见的女性生殖道恶性肿瘤，是威胁女性生命的杀手。人们所熟知的梅艳芳、李媛媛等女明星均死于宫颈癌。宫颈癌的发病人群有逐渐年轻化的趋势，30 岁左右的患者明显增多。

宫颈癌虽然很可怕，但宫颈癌是恶性肿瘤中唯一具有"三个唯一"特点的癌症，即：唯一病因明确、唯一可以早期预防和治疗、唯一可能基本消灭的癌症。也就是说，只要早诊早治，宫颈癌完全可以预防，早期发现及治愈。

哪些因素易导致宫颈癌

遗传因素

宫颈癌与遗传有关。处于生育时期的女性，如果在日常生活中长期受到某些物理或化学因素刺激，生殖细胞发生畸变，她们的后代出生后常易患癌症。

多次妊娠

宫颈癌的发生率随妊娠次数的增加而递增，生育 7 胎以上的女性比生育 1~2 胎的女性宫颈癌发生率高 10 倍以上。

✚ 男性污垢

有研究表明，丈夫包皮过长或包茎者其妻子发生宫颈癌的相对危险度较高，因为在性生活中男性包皮污垢会诱发宫颈癌。

✚ 病毒或真菌感染

单纯疱疹病毒Ⅱ型、人乳头瘤病毒、人巨细胞病毒以及真菌感染可能与宫颈癌的发生有关。对患者的血液检查发现，80% 的患者曾受到疱疹Ⅱ型病毒的感染。

✚ 性生活

国内外大量资料证实，早婚、早育、多产及性生活紊乱的女性宫颈癌有较高的患病率。18 岁之前即有性生活的女性，其宫颈癌的发病率较 18 岁以后开始性生活的女性要高 4 倍。多次结婚宫颈癌的发病率也较高。

✚ 吸烟

女性在摄入尼古丁后机体的免疫力会下降，对 HPV 病毒的清除能力降低，导致宫颈鳞癌的患病风险增加。

✚ 长期口服避孕药

调查资料表明，口服避孕药 8 年以上的女性罹患宫颈癌腺癌的概率是普通女性的 2 倍。

宫颈癌的临床表现

1.宫颈癌早期没有任何症状，随着病情进展，患者可出现异常阴道流血。由于年轻女性处于性活跃期，雌激素水平和性交频率均较高，故更易以性交出血为首发症状。此外，白带增多也为宫颈癌常见症状，约 80% 的宫颈癌患者有此症状。

2.阴道不规则流血：早期表现为少量血性白带及接触性阴道流血，病人常因性交或排便后有少量阴道流血前来就诊。对绝经后出现阴道流血者，应注意寻找原因。宫颈癌阴道流血往往极不规则，一般是先少后多，时多时少。菜花型出血早，量亦多，晚期癌肿侵蚀大血管后，可引起致命的大量阴道流血。由于长期的反复出血，患者常常继发贫血。

3.阴道排液：患者常诉阴道排液增多，白色或血性，稀薄如水样或米汤样，有腥臭味。晚期因癌组织破溃、组织坏死、继发感染等，有大量脓性或米汤样恶臭白带排出。

4.下腹或腰骶部经常出现疼痛，有时疼痛可出现在上腹部、大腿部及髋关节，每到月经期、排便或性生活时加重。尤其当炎症向后沿子宫骶韧带扩展或沿阔韧带底部蔓延，形成慢性子宫旁结缔组织炎，子宫颈主韧带增粗时，疼痛更甚。每触及子宫颈时，立即引起髂窝、腰骶部疼痛，有的患者甚至出现恶心等症状，影响性生活。

5.一般宫颈癌患者多伴有宫颈糜烂，重度宫颈糜烂是发生癌变的主要原因。年轻女性宫颈糜烂经久不治，或是更年期后仍有宫颈糜烂，应该引起足够重视。

宫颈癌的易患人群

1.35～50岁女性：我国宫颈癌发病通常在35岁以后，45～50岁女性属于高发人群，30岁以下女性比较少见。但最小的宫颈癌患者是16岁。

2.感染HPV病毒或曾感染过，以及长期患有宫颈病变的女性，也属于宫颈癌高危人群。

3.生殖器疱疹病毒感染者。

4.多性伴侣者：研究表明：性伴侣数≥10个者，在宫颈癌新发病例中占36%，说明多个性伴侣与宫颈原位癌及宫颈癌均有明显的相关性。

5.早婚多育者：18岁以前有性生活的女性患病率比21～25岁高3倍，

比26岁以上高7倍。因为女性18岁之前生殖道发育尚未成熟，对致癌因素的刺激比较敏感，一旦感染某些细菌或病毒后易导致宫颈癌。

6.宫颈不典型增生者：特别是中度和重度不典型增生患者、宫颈糜烂者，若不积极治疗，也可能转化为宫颈癌。

7.口服避孕药、吸烟者也是宫颈癌高发人群。

宫颈癌的检查与治疗

 宫颈癌的检查

检查项目	内容
宫颈刮片细胞学检查	是宫颈癌筛查的主要方法，应在宫颈转化区取材
宫颈碘试验	正常宫颈阴道部鳞状上皮含丰富糖原，碘溶液涂染后呈棕色或深褐色，不染色区说明该处上皮缺乏糖原，可能有病变。在碘不染色区取材活检可提高诊断率
阴道镜检查	宫颈刮片细胞学检查巴氏Ⅲ级及Ⅲ级以上、TBS分类为鳞状上皮内瘤变，均应在阴道镜观察下选择可疑癌变区行宫颈活组织检查
宫颈和宫颈管活组织检查	为确诊宫颈癌及宫颈癌前病变的可靠依据。所取组织应包括间质及邻近正常组织。宫颈刮片阳性，但宫颈光滑或宫颈活检阴性，应用小刮匙搔刮宫颈管，刮出物送病理检查
宫颈锥切术	适用于宫颈刮片检查多次阳性而宫颈活检阴性者；或宫颈活检为宫颈上皮内瘤变需排除浸润癌者。可采用冷刀切除、环形电切除或冷凝电刀切除

✚ 宫颈癌的治疗

放疗

放疗用于宫颈癌的副作用极大，会造成患者身体衰弱、免疫功能下降、骨髓抑制、消化道障碍等，进而出现食欲下降、饮食量减少、恶心、呕吐、脱发等不良反应，更严重则会损害患者肝肾等主要脏器。

化疗

宫颈癌患者手术前后常用化疗作为辅助治疗。手术前化疗是为了缩小肿瘤，以更有利于进行手术；手术后的化疗是对手术进行巩固，以防癌细胞的复发与扩散。在化疗的同时患者的身体免疫力会严重下降，所以在化疗期间应配合中药治疗，如服用复方斑蝥胶囊等。

中药治疗

中医认为，早婚、多产、体质虚弱、精神刺激及子宫有疾患等多种原因，致使胞宫气血失调，湿热瘀毒痹阻，如因情志不舒，同时影响脾运，湿滞不化，以致湿热蕴酿，下注胞宫，或者胞宫素有湿热，均可产生带下。若气滞血瘀，湿热与瘀毒互结，胞宫血败肉腐，则带下赤白而气味恶臭。瘀结日甚，则肿块愈益增大。如病程迁延日久，湿热伤阴，气血耗损，或体质素虚，病久更使脾肾衰弱，气血不足，终致正虚邪实的证候。

✚ 医生提醒

对于化疗或手术后病人，可以选择灸法来提高病人的生存质量，尤其是化疗病人，如果适时选择灸疗，能提高病人对化疗的耐受力，提高白细胞数量。对于宫颈癌术后病人，选穴两组，交替进行：①归来、气冲、三阴交；②关元、腰俞、足三里。病灶表皮局部灸。上述两组穴位可以交替施灸，根据病人情况可以选用隔姜灸或直接灸。对于病灶表皮局部，可以采用温和灸或直接灸或隔药灸，长期施灸能活血破气，化积消瘀。

宫颈癌患者不同时期的食养方法

➕ 手术前

　　患者手术前以增强抗病能力、提高免疫功能为主，应尽可能补给营养物质，蛋白质、糖、维生素等均可合理食用。

推荐食谱

龟苓汤

　　材料：金钱龟 1 只，鲜土茯苓 250 克，生苡仁 50 克，生姜 3 片。

　　做法：将金钱龟煮死或杀死后去肠杂洗净，斩块。土茯苓、生苡仁洗净。然后把全部用料一起放入瓦煲内，加清水 2000 毫升，武火煮沸后，文火煮 2 小时，调味即可饮用。

　　健脾利湿，解毒抗癌。

五花利湿茶

　　材料：金银花、菊花、葛花、鸡蛋花、槐米花、木棉花各 15 克，土茯苓、生苡仁各 30 克，甘草 6 克。

　　做法：将全部药材浸入 6 碗水中约 10 分钟，武火煮沸，文火煮 40 分钟左右，滤出药渣，加入适量冰糖即可。代茶饮。

　　清热解毒，利湿抗癌。

➕ 手术后

　　饮食调养以补气养血、生精填髓之膳食为主，如山药、桂圆、枸杞、猪肝、芝麻、驴皮胶等。

放化疗期

患者放化疗前要吃高蛋白饮食，如牛奶、鱼、虾、蛋、瘦肉等，多吃香菇、黑木耳等，增加机体免疫机能；忌辛辣、刺激性食物饮食；选择清淡饮食，少油腻。可以多吃富含维生素 C 的食物，如菜花、胡萝卜、甘薯、莴笋等。

如果放化疗后恶心呕吐、食欲不振导致食物摄入减少，腹痛、腹泻导致营养丢失过多，已造成血象低时，应该通过饮食有针对性地纠正血象低的问题，应选择高蛋白饮食。高蛋白旨在提高机体抵抗力，为白细胞的恢复提供物质基础。

推荐食谱

山楂芡实陈皮粥

大米 90 克，山楂 85 克，芡实 25 克，陈皮 8 克。盐、鸡精各少许。将山楂洗净切成小块，陈皮洗净切细丝，大米泡好，芡实洗净。锅中加入适量的水烧开后倒入大米，放入芡实，陈皮丝，搅拌片刻，使米粒散开，烧开后用小火煲煮至米粒变软，倒入山楂，使其浸入米粒中，用小火继续煮片刻，加入盐、鸡精调味，转中火继续煮一会至米粥入味。关火后盛出煮好的粥，装入碗中即可。

病变晚期

如果女性宫颈癌病变已到晚期，食物应以高蛋白、高热量为主，如牛奶、鸡蛋、牛肉、甲鱼、赤小豆、绿豆、鲜藕、菠菜、冬瓜、苹果等。

推荐食谱

商陆粥

材料：商陆 10 克，粳米 100 克，大枣 5 枚。

做法：先将商陆用水煎 40 分钟，去渣取汁。然后加入粳米、大枣煮成粥。利水消肿。用于宫颈癌晚期合并腹水者。

宫颈癌患者的生活调护

1. 在生活起居方面，宫颈癌的患者要特别注意个人卫生，保持环境、病室的整齐、安静，这些都是护理宫颈癌的有效方法。

2. 密切观察病情。术后应严密观察病情，注意观察患者的生命体征（体温、脉搏、呼吸、血压）。保持呼吸通畅。保持尿道通畅，并密切注意尿色和尿量，详细准确记录 24 小时出入量，防止膀胱充盈，影响伤口愈合。

3. 心情调节：妇科手术涉及生殖器官的摘除和生育能力的丧失，要做好心理护理，和病人交流沟通，了解她们的心理活动，使病人有心理准备。

4. 疼痛的护理：持续而剧烈的疼痛会使病人产生焦虑、不安、失眠、食欲不振，甚至保持被动体位，拒绝翻身、检查和护理。根据病人具体情况，宫颈癌手术后 24 小时，可用止痛药充分止痛。适当的心理护理、安慰、深呼吸等，对病人缓解疼痛也有帮助。

5. 活动四肢：术后鼓励病人活动四肢，每 15 ~ 30 分钟进行一次腿部运动，促进血液循环，防止下肢静脉血栓和淋巴回流受阻。每 2 小时更换体位，作深呼吸，有助于改善循环和促进良好的呼吸功能等。这也是常见的宫颈癌手术的术后护理。

防癌抗癌小贴士

宫颈癌放疗阴道冲洗护理

阴道冲洗的目的：清除坏死、脱落的组织，减少感染，促进局部血液循环，改善组织营养状态，避免阴道粘连，以利于炎症的吸收与消退；同时能清除放疗后坏死的组织，提高放疗敏感度，预防盆腔腹膜炎。

冲洗的方法：每日用 1：5000 高锰酸钾溶液冲洗 1 ~ 2 次；对大出血者禁冲洗。冲洗时动作要轻柔，冲洗压力不宜过高，温度要适宜，严格执行消毒隔离制度及无菌技术，防止交叉感染。

乳腺癌

乳腺癌是指起源于乳腺导管上皮及乳腺小叶的恶性肿瘤，是全世界女性中最为常见的恶性肿瘤。中医学称之为"乳石痈""乳岩""炻乳"等。中国乳腺癌发病呈"三高一低"现象，即高扩张、高复发、高致残，低龄化。4% 的乳腺增生久治不愈会导致乳腺癌。70% 的乳腺肿块会引发乳腺癌。

哪些因素易导致乳腺癌

➕ 遗传原因

一般来说，如果女性的母亲患有乳腺癌，则该女性发病的概率会大于普通人，发病的时间相较于不是癌二代的人来说也可能较早一些。如果女性的至亲姐妹当中有人患乳腺癌，对其也有类似影响，不过较前者来说要小。但乳腺癌并不是通过癌变基因直接遗传的，母亲或者姐妹患病并不代表该女士也一定会患病。

➕ 初潮与绝经

根据医生的经验，初潮早与绝经晚这种状况在乳腺癌患者身上多发。12 岁之前就来月经和 55 岁之后才绝经的女士患病的概率较大一些。

➕ 未婚与不育

一般来说，医生和专家都会建议女士在 30 周岁之前完成头胎的生育工作。因为女性的生理巅峰期通常出现在 30 岁之前，然后会慢慢衰退。哺乳是女性自我免疫乳腺癌的一次天然过程，生育为乳腺细胞提供了修复契机，迟迟未婚或总是要不上孩子的女性自然比其他女性更可能中乳腺癌的招。

➕ 生活方式不健康

这里所说的生活方式包括饮食习惯、作息习惯、穿衣习惯、运动习惯等。有的白领女士长时间坐在办公室内，接受电脑辐射，下班回家也并不运动，甚至还有抽烟和酗酒的习惯，这种生活方式自然无法抵挡住乳腺癌的侵害。

➕ 精神压力过大

随着时代的进步，女士们积极在社会中实现自己的价值，但接踵而至的是无穷无尽的压力。如果不能及时为自己减压，女性很有可能会因为便秘、失眠、皮肤粗糙、面色蜡黄等问题而痛苦不堪，这些症状都可能与精神压力过大而导致的内分泌紊乱有关。其实乳腺亦在不知不觉中受到了内分泌失调的影响。此外，因为工作而长时间紧系胸罩也对乳房有负面影响。

➕ 化学物质的影响

一些劣质的、不合格的护肤品和化妆品中很可能含有容易致癌的化学物质，如果经常使用，可能会诱使乳腺细胞癌变。除此之外，果蔬菜上残留的农药、空气芳香剂、衣物干洗剂等化学用品中的成分都需要提防。

乳腺癌的临床表现

1.乳房出现肿块。这是乳腺细胞癌变最为显著的症状之一。

2.乳房出现"酒窝征"。所谓的"酒窝征"是指乳房表面皮肤毛囊可能会出现酒窝状的塌陷。这是因为肿瘤侵犯了乳腺 Cooper 韧带造成的。

3.乳头溢液。这是乳腺癌早期患者的一个典型症状，特别是血性溢液、咖啡色溢液、黄色溢液，千万不能掉以轻心。

4.双侧乳房大小不一。当双侧乳房大小形态发生改变时，要多留意多观察乳房的变化，定期检查。

5.乳头周围皮肤发红、瘙痒。出现此类症状时一定不能忽视，切莫单纯地认为这是过敏或者穿内衣不透气造成的。这很可能是乳腺癌的前期征兆。

6.乳房及其周围有痛感。部分乳腺癌早期患者虽然在乳房部尚未能够触摸到明显肿块，但会出现局部不适感，特别是绝经后的女性，有时会感到一侧乳房轻度疼痛不适，或一侧肩背部发沉、酸胀不适，甚至牵连及该侧的上臂。

医生提醒

如何自测是否患有乳腺癌

1.观察法。除去上身衣服对着镜子，观察乳房的形状、皮肤等情况，看看是否对称或有无任何异常情况，如糜烂、红肿等。

2.触摸法。用右手除去大拇指与小指外的三根手指触摸乳房，以乳头为中心画圈，用指腹感受乳房内部有无可疑的肿块。

3.平卧检查法。平躺在床上，将手臂举过肩头，在与身体的水平方向伸直放在床上，让乳房尽可能平坦，再用手指去触摸，看看有无肿块。这种方法可以视作触摸法的升级版。

乳腺癌的检查与治疗

✚ 乳腺癌的检查

检查项目	内容
X 线检查	乳腺照相是乳腺癌诊断的常用方法，常见的乳腺疾病在 X 线片上表现一般可分为肿块或结节病变，钙化影及皮肤增厚征群，导管影改变等。肿块的密度较高，边缘有毛刺征象时对诊断十分有帮助，毛刺较长、超过病灶直径时称为星形病变。X 线片中显示肿块常比临床触诊为小，此亦为恶性征象之一。片中如有钙化点应注意其形状、大小、密度，同时考虑钙化点的数量和分布。当钙化点群集时，尤其集中在 1 厘米范围内则乳腺癌的可能性很大，钙化点超过 10 个以上时，恶性可能性很大
超声显像检查	超声显象检查无损伤性，可以反复应用，对乳腺组织较致密者应用超声显象检查较有价值，但主要用途是鉴别肿块系囊性还是实性。超声检查对乳腺癌诊断的正确率为 80% ~ 85%。癌肿向周围组织浸润而形成的强回声带，正常乳房结构破坏以及肿块上方局部皮肤增厚或凹陷等图像，均为诊断乳腺癌的重要参考指标
热图像检查	应用图像显示体表温度分布，由于癌细胞增殖块、血运丰富，则相应体表温度较周围组织高，用此差异可做出诊断。但是这种诊断方法缺乏确切的图像标准，热异常部位与肿瘤不相对应，诊断符合率差，近年来渐少应用
近红外线扫描	近红外线的波长为 600 ~ 900 纳米，易穿透软组织，利用红外线透过乳房不同密度组织显示出各种不同灰度影，从而显示乳房肿块。此外红外线对血红蛋白的敏感度强，乳房血管影显示清晰，乳腺癌常有局部血运增加、附近血管变粗，红外线对此有较好的图像显示，有助于诊断
CT 检查	可用于不能扪及的乳腺病变活检前定位，确诊乳腺癌的术前分期，检查乳腺后区、腋部及内乳淋巴结有无肿大，有助于制订治疗计划

续表

检查项目	内容
肿瘤标志物检查	在癌变过程中，由肿瘤细胞产生、分泌、直接释放细胞组织成分，并以抗原、酶、激素或代谢产物的形式存在于肿瘤细胞内或宿主体液中，这类物质称为肿瘤标志物 （1）癌胚抗原（CEA）：为非特异性抗原，在许多肿瘤及非肿瘤疾病中都有升高，无鉴别诊断价值。可手术的乳腺癌术前检查约 20% ~ 30% 血中 CEA 含量升高，而晚期及转移性癌中则有 50% ~ 70% 出现 CEA 高值 （2）铁蛋白：血清铁蛋白反映体内铁的储存状态，在很多恶性肿瘤如白血病、胰腺癌、胃肠道肿瘤、乳腺癌中有铁蛋白的升高 （3）单克隆抗体：用于乳腺癌诊断的单克隆抗体对乳腺癌诊断符合率为 33.3% ~ 57%
活体组织检查	乳腺癌必须确立诊断方可开始治疗，目前检查方法虽然很多，但只有活检所得的病理结果方能作为唯一肯定诊断的依据

✚ 乳腺癌的治疗

乳腺癌的治疗方法和措施较多，包括手术、放疗、化疗、内分泌治疗等。目前大都采用以中西医结合治疗为主的综合治疗。

手术治疗

根治性切除乳腺癌的手术疗法已有上百年历史，目前仍是乳腺癌治疗的主要手段，而且对早期尚无腋窝淋巴结转移的乳腺癌疗效最为满意。

放射治疗

通常用于手术后，以防止局部复发。对于晚期乳腺癌的放射治疗，可使瘤体缩小，有的甚至可使不宜手术的乳腺癌转移变为可手术切除。对于孤立性的局部复发病灶，以及乳腺癌的骨骼转移灶均有一定的姑息性疗效。但对早期乳腺癌确无淋巴转移的病人，不必常规进行放射治疗，以免损害人体免疫功能。

内分泌治疗

凡不宜手术或放射治疗的原发晚期乳腺癌，雌激素受体测定阳性者，可单独或合并内分泌治疗。所用药物及手段因月经情况而异。

乳腺癌患者不同时期的食养方法

✚ 手术前

饮食护理的目的在于使患者拥有良好的身体素质，以满足整个手术期的代谢需要，患者应以高热量、高蛋白质饮食为主；术前 3 日进半流食，术前一天进流食，以减轻胃肠道负担，利于术后肠蠕动的恢复。

✚ 手术后

适当进食补品

乳腺癌术后，患者体质如果极其虚弱，可通过进食补品来益气养血、理气散结，巩固疗效，以利康复。很多食物也能够滋补，如山药粉、菠菜、丝瓜、海带、山楂、玫瑰花等，适当食用一些核桃、阿胶等滋补品有助于促进机体恢复。

合理忌口

乳腺癌术后应该做到合理忌口，像煎炒、发霉、荤腥、厚味、辛温、陈腐、油腻等食物应该忌食，因为这些都是助火生痰、有碍脾运的食物。

针对性地选择抗癌食品

部分食品兼具食疗抗癌作用，可有针对性地选择应用。民间用其配丁香、柿蒂治疗食管癌、乳腺癌、肝癌等，实验已证实其对致癌病毒引起的小鼠移植性肿瘤有抑制作用。日常生活中的食物如大蒜、豆制品、绿茶等，也都是抗癌良品。

强调辨证施食

乳腺癌与其他疾病一样，病人都有阴阳偏胜、寒热虚实之不同。食物也有寒热温凉、辛甘苦酸咸四气五味之别。热证宜寒凉，寒证宜温热；五味入口，各有所归，甘入脾，辛入肺，咸入肾，苦入心，酸入肝。辛味温散，如生姜、葱白；甘味和缓，如山药、芡实、饴糖；淡味渗利，如冬瓜、薏苡仁；酸味收涩，如乌梅、山楂；咸味软坚，如海藻、昆布、牡蛎等。

饮食多样化

饮食多样化有助于营养均衡，调动乳腺癌患者术后的食欲。饮食要平衡、多样化，不偏食、不忌食，荤素搭配、粗细搭配，烹调时多用蒸、煮、炖，尽量少吃油炸食物。

强调均衡营养

食疗的目的是保证乳腺癌病人有足够的营养补充，提高机体的抗病能力，促进病人的康复，应以扶正补虚为总原则。故《黄帝内经》说："谷肉果菜，食养尽之，无使过之，伤其正也。"在扶正补虚的总则指导下，对乳腺癌病人的食疗应做到营养化、多样化、均衡化。正如《黄帝内经》所云："五谷为养，五果为助，五畜为益，五菜为充。"失之偏颇，则有害无益。

推荐食谱

姜丝菠菜

菠菜 300 克，鲜姜 3 克，精盐 3 克，酱油 5 克，味精、醋各适量，香油 6 克，花椒油 3 克。

将菠菜摘去黄叶，洗净，切成 6 ～ 7 厘米大小的段。鲜姜去皮，切成细丝。锅内加清水，置火上烧沸，加入菠菜段略焯，捞出控净水，轻轻挤一下，装入盘内凉凉，把鲜姜丝及调料一起加入菠菜中，拌匀入味即可。

煮白豆

白豆 500 克，陈皮 40 克，精盐、味精各适量。先将白豆冲洗干净，泡涨。陈皮切成末备用。把白豆和陈皮倒入锅中，加适量清水和精盐，先用旺火煮沸，再改小火熬煮，待白豆煮烂时，调入味精即成。

地瓜粥

地瓜 300 克，小米 150 克。将地瓜清洗干净，上笼蒸熟，去皮，用刀切成 3 厘米大小的块。小米淘洗干净，备用。将洗净的小米放入锅内，加清水适量，先用旺火煮沸，再改用小火继续煮熬，待米要煮烂时，加入地瓜块，煮烂成粥即可。

➕ 放化疗期

1.宜补充高蛋白质食品，如奶类、瘦肉、鱼、动物肝脏、红枣、赤豆等。如出现食欲不振、消化不良，可增加健脾开胃食品摄入，如山楂、白扁豆、萝卜、香菇、陈皮等。可适当进食和胃止吐、益气养血的食物。

2.饮食要求为低脂肪、高碳水化合物、少量优质蛋白质，配以容易消化的鸡肉、鱼肉和鸡蛋等，可以适当补充蛋白质粉。少油。

3.营养要充足：乳腺癌病人身体一般比较虚弱，化疗期间要适当增加蛋白质、糖分的摄入，少食高脂肪、高胆固醇的食物，特别要保证蛋白质的摄入，多食一些瘦猪肉、牛肉、鸡肉或鱼肉等；忌食油炸类食物，少吃腌渍食品，严禁食用刺激性强的调味品。

推荐食谱

枸杞茉莉鸡

枸杞子15克，茉莉花6克（干品），乌骨鸡1只（约500克左右），食盐少许。鸡宰后去毛及肠脏，茉莉花用纱布包好，置鸡腹中，缝住切口，然后把鸡及枸杞放入锅内加水炖至烂熟，去掉茉莉花，调入少许盐调味即成。枸杞子为滋肾养肝、补血壮阳要药，茉莉花有理气开郁、辟秽和中、消疽瘤的功效，乌鸡入肝、肾经，养肝补虚劳。本药膳适用晚期乳腺癌体质虚弱，症见烦闷疼痛者。

莲藕红花生衣猪蹄汤

莲藕适量，红花生衣15克，猪蹄1只，姜3片。各种材料洗干净后放进瓦锅里煮，大约煮1个小时，就放少许盐调味即可。

乳腺癌患者的生活调护

1.注意情绪调节：情绪异常常是一些疾病的好朋友、好帮手，通常女性的情感比较细腻，往往会因为一些很小的事情就影响心情，让情绪出现大幅度波动，产生犹豫、烦躁、焦虑、过度忧思等情况。不良情绪会影响女性内分泌，当内分泌出现问题，乳腺的健康就会亮起红灯。在生活中，女性朋友们要学会放松自己，保持愉快的心情，与朋友多交流。还可以多培养几种兴趣爱好，外出郊游、旅游都可以。消除不良情绪对改善乳腺增生问题很有帮助。

2.坚持乳房按摩：女性朋友可以在晚上睡觉前，把热毛巾敷在乳房上，只要 3 ~ 5 分钟就可以了。之后再进行按摩。把双手互相搓热，再对乳房周围进行按摩。用左手手掌根部和掌心，从乳沟的位置开始，对右侧乳房以推按的方法进行按摩，一直按摩到右侧腋下位置。之后用左手的手指，从腋下处对右侧乳房进行按摩，从右向左带动，最后回到乳沟处。像这样反复进行按摩 20 ~ 50 次，再按摩另一侧乳房。将右手手掌心放在左侧乳房上，轻轻向下推按，一直推按至乳头处，再从乳头处往回推按，一直回到锁骨下方，以这种方式反复按摩 20 ~ 50 次，之后换另一侧乳房重复按摩。

3.病人应根据个人情况，作一些适当的活动，以提高机体的抗病能力，例如清晨散步、打太极拳、做深呼吸运动。可增强体质，锻炼身心意志，但锻炼时应注意量力而行，避免过分劳累。

4.乳腺癌病人应注意随气候变化增减衣物，避免加重病情。要保持居室整洁安静，无烟尘。冬季应注意居室的温度、湿度，定时开窗通风，保持空气流通新鲜。

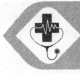

卵巢癌

卵巢癌是女性健康的"隐形杀手"，如今越来越多的女性中招。卵巢癌是女性生殖器官常见的肿瘤之一，由于卵巢深藏在盆腔内，即使长了肿瘤，也不易被人发觉，常规的妇科检查也无可奈何。卵巢癌发病率仅次于子宫颈癌和子宫体癌而列居第 3 位。但因卵巢癌致死者却占各类妇科肿瘤的首位，是严重威胁女性生命的恶性肿瘤。

卵巢癌的发病高峰在 45 ~ 64 岁，可以原发于卵巢，也可以从胃肠道以及其他部位转移而来。早期通常无症状，晚期则出现腹水、包块、疼痛等症状。偶可见有的绝经后甚至老年女性"返老还童"了，又来"月经"了，白带增多了，乳房丰满了，阴道滋润了。这是因为长了能分泌雌激素的卵巢癌。

哪些因素易导致卵巢癌

✚ 生活环境和种族

卵巢恶性肿瘤各国各地区的发病率不一，北欧及北美发病率最高，我国的发病率较低。城市女性的发病率高于农村女性，经济条件好的女性发病率高于经济条件差者。就种族而言，白色人种的发病率高于其他有色人种。

✚ 内分泌紊乱

卵巢肿瘤好发于独身、不育、生育较少的女性，月经初潮早，过早绝经者发病率增高，重度经前紧张症、痛经、屡次流产、不寻常的乳房胀、有乳腺癌历史、子宫内膜异位症史，卵巢癌的发病率也升高。

✚ 排卵次数和频率

卵巢周期性排卵对卵巢表面的间质是一种不良刺激，反复的损伤修复可能是诱发卵巢癌的高危因素。有资料统计，卵巢排卵次数增加，卵巢癌的发病率也增加，足月产及较长时间的哺乳、口服避孕药都可降低卵巢癌的发生，其原因就在于减少了排卵次数。

✚ 遗传因素

没有卵巢癌家族史的女性，其一生的患病危险为 1/70，若有 1 名一级亲属患病，危险增加至 5%；若有 2 名一级亲属患病，危险为 7%；若有遗传性卵巢癌综合征的一级亲属，则危险高达 50%，并随年龄增长而增加。

卵巢癌的病因虽然尚未明确，但却是多因素、多步骤、多阶段发展过程。通过对临床病历的观察和归纳，发现罹患卵巢癌的女性往往不止有一种高危因素，往往可能有两种甚至两种以上的高危因素。

卵巢癌的临床表现

✚ 下腹不适或盆腔下坠

可伴胃纳差、恶心、胃部不适等胃肠道症状。

✚ 腹部膨胀感

卵巢癌即使是早期也可以出现腹水，或肿瘤生长超出盆腔，在腹部可以摸到肿块。

✚ 压迫症

卵巢恶性肿瘤出现之后大多会有腹胀，因为腹部会有肿块甚至腹水。如横膈抬高可引起呼吸困难，不能平卧，心悸；由于腹内压增加，影响下肢静脉回流，可引起腹壁及下肢水肿；肿瘤压迫膀胱、直肠，可有排尿困难、肛门坠胀及大便改变等。

✚ 疼痛

卵巢恶性肿瘤极少引起疼痛，如发生肿瘤破裂、出血和（或）感染，或由于浸润、压迫邻近脏器，可引起腹痛、腰痛等。

✚ 贫血、消瘦

肿瘤迅速生长，很可能造成患者体力消耗过大而营养不良，出现贫血、消瘦及恶液质等体征，这常是卵巢恶性肿瘤的晚期症状。

✚ 月经紊乱及内分泌症状

卵巢恶性肿瘤会破坏卵巢，导致月经周期紊乱或者异常出血。功能性恶性肿瘤，可产生过多的雌激素，而引起性早熟；睾丸母细胞瘤可产生过多的雄激素而引起男性化的表现，临床上会出现不规则阴道流血或绝经后阴道流血。阴道流血除与卵巢恶性肿瘤本身有关外，还常伴有子宫内膜病变，如子宫内膜增生过长或子宫内膜癌。

卵巢癌发病初期绝大多数患者都不会察觉到，因为症状的模糊很容易让女性朋友产生错觉，混同于一般的胃肠功能不适。了解了卵巢癌的症状有哪些之后，一旦出现这样的情况，建议及时到医院就诊，排除隐患。

✚ 医生提醒

卵巢癌不易被发现：卵巢只有橄榄那么大小，而且位于盆腔深部，再加上盆腔的空间相对较大，如果卵巢肿块没有对周围脏器产生影响，女性便不会出现不适症状，因此在早期很难发现。

卵巢癌的易患人群

1. 使用促排卵药物的不孕症患者。

2. 未婚或晚婚、不育或少育、不哺乳的女性。

3. 月经初潮早、未生育或未婚独身等女性，卵巢癌发病率高。

4. 喜欢吃高脂肪、高蛋白、高热量饮食的女性。

5. 卵巢癌可在女性任何年龄段发生，多见于更年期和绝经期的女性，特别是 50 岁以上的绝经女性。

6. 卵巢癌具有遗传倾向，凡是家族有卵巢、乳腺、结肠肿瘤病史者，都应该注意。

7. 精神因素如性格急躁、精神长期被压抑或受到强烈刺激的女性，则发病危险性相应会增加。

8. 环境污染如经常接触滑石粉、石棉，每天吸 20 支以上香烟，受放射线照射的女性，患病危险性较其他人要高。

卵巢癌的检查与治疗

✚ 卵巢癌的检查

检查项目	内容
腹部检查	医生会对你的腹部和盆腔进行检查。在进行腹部检查时，医生会通过触摸腹部的不同部位，判断器官的大小、软硬度，以及触摸时是否引起疼痛等。同时，医生也会检查腹部是否有积液，也就是所谓的腹水
盆腔检查	在进行盆腔检查时，医生常常会用一个特殊的扩张器观察阴道与宫颈，同时会取样做宫颈涂片检查。然后，医生还要检查子宫和卵巢的大小、形状、位置有没有异常的改变

✚ 卵巢癌的治疗

手术治疗

卵巢肿瘤一经确诊，应及早手术治疗，手术范围依患者年龄、有无生育要求及双侧卵巢情况而定。对生育年龄的单侧肿瘤患者，应尽可能行卵巢肿瘤剥除术及附件切除术。术中应尽量避免肿瘤破裂，仔细区分肿瘤性质，除外恶性可能，必要时送冰冻切片行病理检查。手术可开腹或经腹腔镜进行。

化疗

近年来肿瘤的化学治疗进展较快，在卵巢癌的治疗中居有重要地位，对提高卵巢恶性肿瘤的治疗效果起到积极作用。

放射治疗

对于肿瘤较小的卵巢癌患者可以考虑用放射治疗。经过剖腹探查证实为恶性卵巢瘤未能全部切除者，可行 X 射线体外照射。但腹水量多者不宜行放射治疗。

免疫治疗

尚处于研究摸索阶段，目的是提高宿主免疫功能，阻止肿瘤生长，杀伤、清除瘤细胞。免疫治疗的种类很多，近年来用于临床的有干扰素、白细胞介素 –2、胸腺肽等。

医生提醒

检查出卵巢癌后，应及时治疗，若久拖不治，发展到中晚期，癌细胞扩散，不仅治疗难度加大，也会让患者遭受精神上、肉体上的双重折磨。另外，应选择治疗效果最好的方法，避免因手术治疗选择不当造成高复发，或者还需进行二次治疗。

卵巢癌患者不同时期的食养方法

✚ 手术前

1. 卵巢癌的饮食宜清淡，不食或少食高剂量乳糖以及过多的动物脂肪。除牛奶、鸡蛋外，要多食用新鲜蔬菜、水果，补充蛋白质和多种维生素。

2. 饮食应多摄入具有养身调经、滋补肝肾功效的食品，如石榴、罗汉果、桂圆、桑椹、黑芝麻、黑木耳、绿豆、胎盘、鲫鱼、鲤鱼等。

3. 饮食不偏嗜，多食用富含纤维素、微量元素及纤维素的食品，如香菇、黄豆、新鲜的蔬菜、冬菇及甲鱼、海带、紫菜、牡蛎等；不食用烟熏、霉变、含有亚硝酸盐的食物；少吃油炸、辛辣、腌制的食物；不吸烟，不酗酒，不暴饮暴食。

✚ 手术后

1. 卵巢癌的患者在手术后一定要多饮水，每天饮水量不能少于2000毫升，因为大量的饮水才能减轻药物对消化道黏膜的刺激，使毒素快速排出体外。

2. 卵巢癌手术后患者可以多吃一些新鲜的水果、蔬菜，例如油菜、菠菜、小白菜、番茄、洋葱、山楂、枣、猕猴桃、芦笋、海带等。

3. 由于术后身体会发生气血两虚、脾胃不振等现象，因此，卵巢癌手术后就要多吃一些有助于益气养血、健脾养胃的食物，如红枣、山药、柠檬、桂圆、葡萄等。

推荐食谱

乌贼白果

乌贼肉60克，白果10枚，调料适量。两味洗净，入锅中，加水适量，煮至肉烂，加调料即成。每日1次，连汤服用。

龙珠茶

龙葵子 15 克，麦饭石 30 克，红糖适量。龙葵子、麦饭石二味加水煎煮，去渣取汁，调入红糖。每日代茶饮用。

益母草煮鸡蛋

益母草 50 克，鸡蛋 2 枚。益母草洗净切段，与鸡蛋加水同煮，鸡蛋熟后去壳取蛋再煮片刻即成。每日 1 剂，吃蛋饮汤。

紫草鹌蛋

紫草根 60 克，鹌鹑蛋 4 枚。紫草与鹌鹑蛋加水共煮，至蛋熟透，去紫草。每日 1 剂，食蛋，连服 15 日。

✚ 放化疗期

1. 需要保证热量与蛋白质的供给。可以多吃一些富含热量与蛋白质的食物，例如牛奶、鸡蛋、瘦猪肉、牛肉、兔肉、鱼肉、禽肉、豆制品等；如果患者不想吃荤腥，可以选择食用咸鸭蛋、鸡蛋饼或者是奶酪、蜂蜜等，还需要吃一些米、面等富含热量的食物。

2. 保证膳食纤维以及维生素的摄入，可以多吃一些新鲜的蔬菜、水果，例如油菜、菠菜、番茄、小白菜、猕猴桃、香蕉等。如果觉得恶心比较严重，饮食难下，可以饮一些蔬菜汁或者是果汁，也可以多吃一些清爽的凉拌菜。

3. 化疗后患者身体虚弱，需要多吃一些能够增强抵抗力的食物，例如香菇、银耳、黑木耳，以及动物肝、鱼肝油、胡萝卜、莴笋叶等富含维生素 A 和胡萝卜素的食物。

4. 需要合理安排好三餐的时间，早餐需要在早晨 6 点前吃，晚餐需要在晚上 7 点之后吃。尽量延长用药与进食的时间间隔，减少药物反应，同时不要吃辛辣刺激性的食物。

5. 注意多喝水，每天不少于 2000 毫升，也可以多喝一些牛奶、豆浆以及绿豆汤等汤汤水水，以促进癌细胞释放的毒素的排泄。

推荐食谱

瘦肉鱼胶糯米粥

猪瘦肉 60 克，鱼胶 30 克，糯米 60 克。猪瘦肉切细丝。鱼胶用清水浸泡一天后切细丝。将以上三物一起加水适量煮至米烂成粥，和盐调味服食。这道食谱补中益气、养血滋肾，适用于卵巢癌等女性生殖系统癌瘤引起的消瘦、纳呆便溏。

卵巢癌患者的生活调护

1. 保持良好的术后体位。全麻的病人，如果未完全清醒应平卧，不垫枕头，头偏向一侧，以防唾液及呕吐物吸入呼吸道，引起窒息或呼吸道感染。

2. 配合医务人员检测体温、脉搏、呼吸、血压。如自我感觉不适，有发热、心跳、手术部位的出血等，应告知医护人员。

3. 精神调理：卵巢癌术后的病人保持良好的心理和精神状态，是有利于内分泌的正常调节的，能够提高治疗的效果。大量的实践证实，精神乐观、积极配合治疗的卵巢癌病人的疗效比较好，反之效果比较差，所以要鼓励病人树立起战胜病魔的信心。

4. 药物支持：手术切除主要是局部治疗方法，局限性比较强。卵巢癌术后仍需要配合服用药物，防治感染，防止并发症。

5. 重视保养：术后要重视保养问题，尤其是饮食调理，应选用高营养、少刺激的食品。

6. 生活起居护理：包括环境、病室的整齐、安静，患者生活上的需要及个人卫生等。环境对人有着非常重要的影响，一个良好的环境能使人心情舒畅，食欲正常，睡眠良好。因此，卵巢癌术后护理保健应做到病室安静、清洁、整齐，床铺干燥平整，鼓励或帮助患者多翻身。术后 5 ~ 7 天可以下床活动，尽量减少腹腔内粘连及肺部感染的发生。

7. 早期活动：手术后应鼓励患者早期起床活动，促使肠蠕动恢复，减少腹胀等，并减少肺部感染、血栓形成及压疮等并发症。

鼻咽癌

　　鼻咽癌，顾名思义就是发生在鼻咽部的癌症，是最常见的恶性肿瘤之一，位居耳鼻咽喉科恶性肿瘤之首。鼻咽位于鼻腔的后方，颅底下方，是咽的最上部分。鼻咽癌发病率从 20 岁起逐渐上升，45 ~ 60 岁高发，但目前鼻咽癌和其他恶性肿瘤一样，发病有年轻化趋势。

哪些因素易导致鼻咽癌

　　鼻咽癌是一种多因素遗传性肿瘤，其发生发展具有多阶段性。具有遗传易感性的正常鼻咽上皮细胞在生物致癌因素、环境因素等多种因素共同持续作用下，最终发生癌变，继而浸润和转移。

病毒因素

　　1964 年 Epstein 和 Barr 在对鼻咽癌组织的研究中，培养出一种称为 EB 病毒的疱疹样病毒。此后一些学者又在鼻咽癌病人血液中检出 EB 病毒抗体，检出率达 90%，从鼻咽癌活体组织培养的淋巴母细胞中也分离出 EB 病毒。鼻咽癌患者体内存在 EB 病毒高滴度的抗体，病情严重者滴度高，随着病情恢复，抗体滴度下降，说明 EB 病毒与鼻咽癌关系密切。

遗传因素

　　鼻咽癌有遗传倾向。据临床资料统计，鼻咽癌的发病具有明显的种族倾向，主要见于黄种人，而黑种人和白种人发病率极低。

✚ 环境因素

经研究在环境中有多种化学物质，如多环烃类、亚硝胺类及真菌毒等，均与鼻咽癌的发病有一定关系。

鼻咽癌的临床表现

✚ 鼻涕带血

鼻涕中带血是早期鼻咽癌的常见症状，主要表现为鼻咽分泌物中带有血丝或者小血块，或出现鼻涕带血，或出现从口中吸出带血的鼻涕。由于早期一般出血量不多而极易被人们所忽视，病情加重时出血量增多，可从前鼻孔中流出。

✚ 鼻塞

鼻塞为大多数鼻咽癌早期的常见症状，当肿瘤浸润、感染或局部水肿等因素，导致后鼻孔或者咽鼓管阻塞时可出现鼻塞症状，早期大多表现为一侧鼻塞，如果鼻炎肿瘤增大，可能出现双侧鼻塞。

✚ 听力障碍

鼻咽部肿瘤侵犯鼻咽腔外侧壁可直接挤压或者填塞咽鼓管口，从而引起耳鸣、耳部闷塞等症状。若鼻咽癌进一步恶化，损伤听神经可导致听力下降，甚至可能出现耳聋。

✚ 头痛

大约有 70% 的鼻咽癌患者早期有头痛症状，多与癌细胞侵犯头部颅底骨质、神经、血管等有关，多表现为偏头痛、颅顶枕后或者颈部疼痛，常在夜间加重。

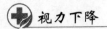 **视力下降**

如果鼻咽部癌肿侵入眼眶或者累及颅神经，会导致视力下降，出现复视、视力障碍和眼突。

淋巴结肿大

鼻咽癌常可出现颈部淋巴结肿大，在脖子上可以触摸到包块，包块质地比较硬，活动度差，经消炎治疗后效果多不明显。

鼻咽癌的易患人群

1.我国鼻咽癌的发病有明显的地域差异，高发区包括广东、广西、福建等地，生活在这些地区且年龄在 40 岁以上者应更加警惕鼻咽癌的发生。

2.在生活或工作中经常接触到一些油烟或者化学毒物的人群，同时有吸烟饮酒的习惯，最好是定期进行相关检查。

3.家人或亲属有鼻咽癌患者的人群也是鼻咽癌的高发人群。

4.如出现不明原因的头痛、鼻塞、鼻涕带血、鼻衄、耳鸣等症状，而且有些症状反复出现时，应警惕鼻咽癌的可能。

5.用手触摸自己的颈部，正常情况下颈部淋巴结是触摸不到的，如果能触及到淋巴结就说明淋巴结肿大，应及时到医院进行检查。

医生提醒

有鼻咽疾病应及早就医诊治，如发现鼻涕带血或吸鼻后口中吐出带血鼻涕，以及不明原因的颈部淋巴结肿大、中耳积液等应及时作详细的鼻咽部的检查，对鼻咽癌的预防非常重要。

鼻咽癌的检查与治疗

✚ 鼻咽癌检查

检查项目	内容
前鼻孔镜检查	鼻黏膜收敛后，经前鼻孔镜可窥到后鼻孔和鼻咽部，能发现侵入邻近鼻孔的癌肿
间接鼻咽镜检查	方法简便、实用。应依次检查鼻咽的各壁，注意鼻咽顶后壁及两侧咽隐窝，要两侧相应部位对照观察，凡两侧不对称的黏膜下隆起或孤立性结节更应引起注意
纤维鼻咽镜检查	进行纤维鼻咽镜检查可先用 1% 麻黄素溶液收敛鼻腔黏膜扩张鼻道，再用 1% 地卡因溶液表面麻醉鼻道，然后将纤维镜从鼻腔插入，一面观察，一面向前推进，直到鼻咽腔。本法简便，镜子应固定好，但后鼻孔和顶前壁观察不满意
颈部活检	对已经鼻咽活检未能确诊的病例可进行颈部肿块活检。一般均可在局麻下进行，术时应选择最早出现的硬实淋巴结，争取连包膜整个摘出。如切除活检确有困难，可在肿块处作楔形切取活检，切取组织时须有一定深度，并切忌挤压。术毕时术野不宜作过紧、过密的缝合
细针穿刺抽吸	这是一种简便易行、安全高效的肿瘤诊断方法，近年来较为推崇。对疑有颈部淋巴结转移者可首先使用细针穿刺取得细胞
EB 病毒血清学检测	目前普遍应用的是以免疫酶法检测 EB 病毒的 IGA/VCA 和 IGA/EA 抗体滴度。前者敏感度较高，准确性较低；而后者恰与之相反。故对疑为鼻咽癌者宜同时进行两种抗体的检测，这对早期诊断有一定帮助。对 IGA/VCA 滴度 ≥ 1:40 和 / 或 IGA/EA 滴度 ≥ 1:5 的病例，即使鼻咽部未见异常，亦应在鼻咽癌好发部位取脱落细胞或活体组织检查。如一时仍未确诊，应定期随诊，必要时需作多次切片检查

续表

检查项目	内容
鼻咽侧位片、颅底片及 CT 检查	每例患者均应常规作鼻咽侧位照片和颅底照片。怀疑鼻旁窦、中耳或其他部位有侵犯者，应同时作相应的摄片检查
B 型超声检查	B 型超声检查已在鼻咽癌诊断和治疗中广泛应用，方法简便，无损伤性，病人乐意接受。在鼻咽癌病例主要用于肝脏、颈、腹膜后和盆腔淋巴结的检查，了解有无肝转移和淋巴结密度、有无囊性等
磁共振成像检查	由于磁共振成像（MR1）可清楚显示头颅各层次、脑沟、脑回、灰质、白质和脑室、脑脊液管道、血管等，用 SE 法显示 T_1、T_2 延长高强度图像可以诊断鼻咽癌、上额窦癌等，并显示肿瘤与周围组织的关系

✚ 鼻咽癌的治疗

鼻咽癌大多对放射治疗具有中度敏感性，放射治疗是鼻咽癌的首选治疗方法。但是对较高分化癌，病程较晚以及放疗后复发的病例，手术切除和化学药物治疗亦属于不可缺少的手段。

本病以放射治疗为主。放疗前后可辅以化疗、免疫治疗等，以提高疗效，改善全身情况和减轻放射反应。鼻咽局部和颈部采用放射治疗，放射量 70 ~ 80Gy。鼻咽部残余病变可加用腔内照射。放疗后复发病例可采用再次放疗。对鼻咽部局部复发灶可采用经硬腭、颞下窝入路的局部病灶切除。颈部淋巴结复发灶也可选用颈淋巴结切除或改良式颈淋巴结廓清术。作为放疗或手术治疗后的辅助性化疗及有远隔转移灶的患者可选用全身联合化疗方案。

> **医生提醒**
>
> 鼻咽癌颈淋巴结清扫手术，仅在少数情况下进行。其适应证如下：鼻咽部局限性病变经放疗后不消退或复发者。颈部转移性淋巴结，放疗后不消退，呈活动的孤立性包快，鼻咽部原发灶已控制者，可行颈淋巴结清扫术。

鼻咽癌患者不同时期的食养方法

✚ 放疗期

1.放疗期间鼻咽癌患者应多饮水，喝淡饮料、果汁、牛奶等。主食应以半流食或软烂食物为好，副食方面要多吃新鲜蔬菜、水果，尤其要多吃胡萝卜、荸荠、白萝卜、番茄、莲藕和白梨、柑橘、柠檬、山楂等蔬果。饮食口味要清淡甘润，不宜过饮生冷，以免生寒伤胃。

2.鼻咽癌放疗期间应少食生湿化痰、黏腻重浊、肥甘厚味之品，可选用有化痰散结功效的食品，如海带、紫菜、海蜇等。出现头晕目眩、耳聋口苦、急躁易怒等肝火上炎症状时，宜选清肝泻热、滋阴潜阳之品以减轻症状，如菊花代茶，炒决明子代咖啡，并食用黄花菜、苦瓜、枸杞苗、李子、鲍鱼、芥菜等。

3.放疗期间鼻咽癌患者多属气血不足，毒火上炎，食欲极差，所以增加摄入是保证治疗的根本措施。故宜选择易消化、营养充足、色香味俱佳的食品，如粥、羹、汤、汁等。平时口含藏青果和鲜山楂，以消炎杀菌、清咽生津。

4.忌食辛、热之品，慎用芥末，少用热性补药，烟酒亦当戒之，以免生热助火。

5.最好配合中药治疗，因为中药可提高免疫力、促进食欲，辅助治疗，防止复发和转移。

推荐食谱

无花果炖肉

鲜无花果 120 克，瘦猪肉 120 克。分别洗静切块，同入锅中加水适量，加调料适量，煮至肉烂，喝汤吃肉。用于鼻咽癌放疗后口干咽痛，有健脾和胃、消肿解毒作用。

山药莲苡汤

山药 30 克，莲子（去心）30 克，薏苡仁 30 克。三者加水适量，慢火炖熟，加白糖少许，每日 1 次，连服 15 天。治疗各期鼻咽癌属脾虚者，有健脾益气、清心安神之效。

瘦肉汤

天花粉 15 克，川贝母 9 克，紫草根 30 克，瘦肉 60 克。前三者煎汤去渣后，加瘦肉 60 克炖熟，食盐调味服食。每 1 ~ 2 天 1 剂，连服 20 ~ 30 天。治疗鼻咽癌经常涕血、咽干者，有生津止血作用。

✚ 康复期

由于鼻咽癌多采用放疗，而放射线会损伤唾液腺及黏膜，所以在康复期，鼻咽癌患者宜选择清凉无刺激性的饮食，饭菜的温度不宜太热，肉要剁细，蔬菜或水果若无法咽下可以榨成汁饮用，并可口含冰块，进食少量冷饮，多饮酸奶。口干、咽痛、食管炎重者，可在饭前用中药草决明、生甘草煎水当茶饮，然后再进食，疼痛会明显减轻。总之要以汤水较多、质地细软、滋味清淡的食物为主。如果有吞咽困难，可以吃一些冷食或多饮水来缓解。

此外，由于鼻咽癌患者受疾病的影响，心理负担重，食欲差，抵抗力低，所以要指导家属鼓励患者进食，且给予高蛋白、高维生素、低脂肪、易消化的食物，如豆类、牛奶、木耳、胡萝卜等。告诉患者戒烟酒，忌生冷和硬食，忌辛辣以及霉变食物。同时家属要为患者创造一个清洁、舒适的进食环境，为患者提供可口的食物。

推荐食谱

山药莲子汤

材料：山药 30 克，莲子（去心）30 克。

做法：二味洗净共置锅中，加水适量，慢火煮热，加糖少许即成。

每日 1 次，量不限，连服 15 天。

鼻咽癌患者的生活调护

1.鼻腔冲洗：患者取坐位，上身微向前倾，用温盐水进行冲洗，以保持鼻腔清洁，减少感染，提高对放射线的敏感度。冲洗时不能用力过猛，并观察冲洗液的颜色，如有头痛或血性冲洗物，立即停止冲洗。

2.预防放射性龋齿：放疗前应定期清洁牙齿、拔除龋齿，放疗中需坚持餐后漱口，并使用含氟的牙膏刷牙。患者可先将牙膏涂抹在牙齿上，2~3分钟后再刷牙，以增加氟化物和牙齿的接触时间。

3.保护放射区域皮肤：最好穿宽大的棉质衣服，放射区域的画线要清晰，必要时请医生帮助添加。

4.功能锻炼：经常进行转颈、叩齿、鼓腮、微笑、张口等锻炼。口干的患者可以采用口含梨片的方法减轻不适；出现放射性咽炎的患者，三餐前和睡前含漱口炎合剂。

5.鼻咽出血调理：鼻咽部的血管丰富，有些鼻咽部肿瘤生长到一定的程度会引起溃疡，放射线也会引起溃疡及其局部黏膜组织损伤，触之极易出血。所以不要捏鼻、挖鼻和用力擤鼻涕，少量出血时，可在鼻上部放置冰袋或用1%呋喃西林麻黄素滴鼻；大出血时，立即平卧头偏向一侧，用手指压住颈外动脉止血，并迅速通知医护人员处理。

医生提醒

针灸疗法

鼻咽癌所致头痛，常选四白、合谷、天柱等穴针刺，平补平泻。鼻咽癌致鼻塞不通，流浊涕，色黄腥秽，常选列缺、合谷、迎香、印堂等穴，针刺用泻法。鼻衄者，为肝肺郁热，血不循经，上溢鼻窍，治以泻肝肺之热。选合谷、上星、少商、期门等穴，针刺用泻法。

白血病

白血病是一种严重的血液疾病，被称为"血癌"。白血病是由于造血干细胞、祖细胞恶性增殖，生长失控，分化障碍，不能正常凋亡，大量积累而抑制了正常的造血功能，并向其他器官、组织侵犯的一大类疾病的总称。

哪些因素易导致白血病

白血病的确切病因还没有找到，一般认为，有三大类影响因素。首先是毒物接触。目前已经被证明会导致白血病的化学物质是苯及其衍生物，多存在于橡胶、染料中。

其次是辐射。整个身体或部分躯体受到中等剂量或大剂量辐射后，可能诱发白血病。例如核电泄漏，就被证明可使附近居民患上白血病。

最后是一些特定病毒。这类病毒在生活中极为少见，因此不必太过担心。

对很多人关心的遗传因素，只能说，基因是否会导致白血病的易感性，尚处在观察阶段，并没有确切证据证明白血病具有明显的家族倾向性。

医生提醒

室内装修污染包括人造板材、黏胶剂等装修材料中含有较多的甲醛。这些材料中的甲醛释放期长达 3～15 年，对人体的危害具有长期性、潜伏性、隐蔽性的特点。长期处于有毒或放射性气体超标的室内污染环境，很有可能诱发白血病等严重疾病。

白血病的临床表现

白血病的症状，主要跟骨髓内造血功能的破坏有关，由于白细胞有渗入组织的作用，因此白血病的部分症状也跟此种特性有关。

✚ 骨髓造血功能破坏引起的症状

①容易发生青肿，点状出血：由于制造血小板的巨核细胞减少，以致血小板缺乏；②贫血：制造红细胞的母细胞减少，导致红细胞缺乏，容易在走动，或运动时发生气喘和晕眩；③持续发烧，感染经久不愈：大部分的白细胞都是血癌细胞，无正常功能，导致免疫力下降，容易受到感染。

✚ 血癌细胞渗入组织引起的症状

①淋巴结肿大；②骨痛或关节痛：血癌细胞在骨髓内大量增生造成，轻敲急性淋巴细胞性白血病病人的胸骨，常会引起剧烈疼痛；③牙龈肿胀；④肝脾肿大；⑤头痛和呕吐：血癌细胞渗入中枢神经系统的表现；⑥皮肤出现硬块：因为为看起来呈微绿色，又称绿色瘤。

✚ 各类白血病的特殊表现

①急性前骨髓性白血病：弥漫性出血；②慢性骨髓性白血病：大部分病人血小板数目上升，脾脏肿大；③慢性淋巴性白血病：很少发生在中国人身上，好发的年纪主要是在中年以后，尤其是老年人；④急性淋巴性白血病：若是导致胸中膈淋巴腺肿大，往往压迫气管，导致呼吸急促，咳嗽。

白血病的易患人群

每种疾病的发生都有其相应的感染人群。临床调查显示，有些人群患白血病的概率要远远超出其他人群，这类人被称为"高危人群"。他们由于先天性的原因或者后天受到某种因素的影响，或者长期接触某些潜在的威胁，使得这类人群的患病率较高。

✚ 具有化学药物、毒物接触史

生活在油田、化工厂附近，或长期接触化工制剂的人群更易患病。

✚ 曾受到过辐射者

照射 X 线或伽马射线后，由于接受大量放射性元素，也会诱发白血病。

✚ 长期接触染发剂

临床上发现，白血病患者通常有长期染发史。在这点上，儿童、老年人与怀孕妇女尤其需要注意。

✚ 与汽油长期接触

汽车驾驶员及与含苯的汽油长期接触的人群是易患急性白血病的人群。因此，长期开车的人应经常到医院验血常规，如果过去血常规正常，在开车后出现白细胞下降，又不是病毒感染或其他原因所致，就说明对苯很敏感，要格外小心。

✚ 近亲结婚所生子女

近亲结婚的后代，遗传性疾病的发病率比非近亲结婚的后代高出很多倍，这些孩子经常会发生染色体变异，因此是白血病的易感人群。

✚ 用违禁药物治疗牛皮癣、类风湿

很多治疗牛皮癣、类风湿的所谓"祖传秘方"中，都含有大量的乙亚胺、乙双吗啉，它们是诱发白血病的罪魁祸首。

✚ 大量吸入装修污染气体

据检测，各种板材、乳胶漆和新家具等，都含有化学合成物质，这些

物质可逐渐释放出有毒气体。易患急性白血病的人群也包括大量吸入装修污染气体的人群。由此可见，长期生活在新装修的环境里，容易发生白血病。

 长期滥用减肥药物

一些爱美的女孩子为了追求苗条，会大量服用配方不明的减肥药物。其实她们不知道，这种行为已悄悄地将其带进了白血病的陷阱。

防癌抗癌小贴士

如何预防儿童白血病？

专家向家长们提出如下忠告：让儿童在空气清新时多做户外活动，以增强免疫功能；平时在饮食方面要做到搭配合理，营养均衡；减少儿童在污染环境里的活动时间；儿童生病时用药应注意安全，不应擅自滥用药物；少吃加工小食品，蔬菜、瓜果要清洗干净后再食用，能去皮的尽量去皮后食用。家长如发现孩子有贫血、浑身无力、脸煞白，不明原因的发热、出血等症状，要立即带孩子到医院的血液专科进行检查。

白血病的检查与治疗

 白血病的检查

检查项目	内容
血常规检查	血液变化在白血病患者的身上表现得是比较明显的，通过血常规检查可以了解患者的血细胞数目是否处于正常的状态，还可以了解到患者是否有白血病的存在。血常规检查项目包括红细胞、白细胞、血红蛋白及血小板数量等

续表

检查项目	内容
骨髓检查	骨髓检查是白血病不可缺少的一项检查,通常会从盆骨、胸骨处对骨髓腔内的骨髓液进行抽取，抽取之后需要做化验，如果发现骨髓中有白细胞的存在就证明了白血病的存在。骨髓检查首先是细胞形态学检查，其次是寄生虫和细菌学检查，以协助诊断血液病、传染病和某些寄生虫病
脑脊髓检查	如果骨髓检查发现白血病的话还需要做脑脊髓的检查，这样可以了解到白细胞是否已经扩散至中枢神经，如果已经有所扩散就需要做好对它的抑制

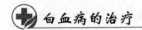 白血病的治疗

化疗方法

在白血病的治疗过程中，化疗发挥着很重要的作用。白血病的治疗不同于普通疾病治疗，需要经过一个漫长的过程。一般疗程为 3 年。在急性白血病的治疗中，重要的一环就是化学治疗（化疗），化疗一般分 2 个阶段。第1 个阶段称"诱导缓解"阶段；第 2 个阶段称为"强化治疗"阶段，在此阶段，化疗药给药间隔可以拉长。然而，很多患者都反映在化疗中身体和精神上承受着巨大的痛苦。化疗存在很多副作用，如呕吐、恶心、脱发、口腔溃疡等。化疗药物不仅杀死肿瘤细胞，也会杀死正常细胞。化疗导致的白细胞降低可引起感染、使身体异常虚弱等不良反应。所以，化疗的优点是作用快、缓解率高，缺点是毒副作用大、花费大。

中医疗法

化疗虽然使病情缓解，但并未达到临床治愈，尽早应用中医药可以调节机体免疫水平，恢复免疫功能，延长白血病的复发时间或阻止其复发。所以病急以西医化疗为主，其间可以中医药辅助；病缓时，以中医药治疗为主。白血病细胞对化疗是有耐受性的，细胞本身对毒物的排异机制一旦启动，将会影响化疗药物对白血病细胞的作用，产生耐药。近年来，通过研究发现，中药可以预防（逆转）白血病细胞的耐药。

骨髓移植

骨髓移植是从 20 世纪年代末逐渐发展起来的一种医疗技术。是指把骨髓细胞从一个人体内移植到另一个人体内。根据其骨髓来源的不同，分为异基因骨髓移植和自体骨髓移植。由于受到移植患者的病情、移植物的质量、患者年龄、预处理方案的制定等因素的影响，骨髓移植的治愈率并不是很高。特别是移植后复发的患者，几乎是无药可救。加之髓源有限，费用高昂，只有少数患者才可以骨髓移植。所以选择骨髓移植要谨慎。

白血病患者不同时期的食养方法

➕ 手术后

1. 注意适时增加新鲜蔬菜和水果的摄入。新鲜蔬菜、水果不仅含大量纤维素、维生素，还可以增加抵抗力，促进食欲，但每次量不宜多，少量多餐为好。胃肠功能基本恢复后，可以吃一些清淡爽口的生拌凉菜和水果，特别是在化、放疗期间，具有明显的开胃作用。

2. 饮食上应以清淡、少油、营养为佳，通过炖、煮、蒸等方式，使食物更营养、更健康，并且易于被患者吸收。如牛奶冲鸡蛋、藕粉冲鸡蛋、面糊冲鸡蛋、碎烂面条等。还可以添加一些营养炖汤，如瘦肉红枣汤、洋白菜猪骨汤等。

3. 长期服用激素的患者，容易发生消化性溃疡和骨质疏松，因此补充钙质是必须的，可以在饮食中添加牛奶、瘦肉、豆制品、虾皮、鱼类、蛋类等含钙高的物质，提高机体免疫力。

推荐食谱

口蘑烩豆腐

材料：口蘑 15 克，豆腐 1 小块，火腿末、豌豆各 10 克及调料适量。

做法：口蘑泡开后洗净，泡蘑菇水澄清待用；豆腐切长条形，用开水烫后捞出沥水。锅内放鲜汤及泡蘑菇水烧开，放入口蘑、豆腐、火腿末、豌豆，加盐，炖煮约 10 分钟，勾芡，调入味精，淋少许麻油。

佐餐食用，具有补气健脾益胃的作用。

✚ 化疗期间

白血病患者化疗期间的营养问题是影响其疗效的重要原因，因此饮食护理很重要。患者处于高消耗状态，要求增加饮食摄入以促进恢复。

补充足量的蛋白质

因白血病患者化疗期间细胞代谢增强，同时化疗药物引起的消化道反应，使蛋白质分解增强，而摄入量不足，白血病患者每日蛋白质需要量为每千克体重 ×1.2 克，发热和贫血的患者需要适当增加。宜食用优质蛋白质，如鱼、瘦肉、牛奶、鸡蛋等含必需氨基酸含量丰富的动物蛋白。但应避免进高嘌呤饮食，因白血病患者尿酸产生量超过正常人数倍至数十倍，可引起高尿酸血症。动物内脏、骨髓、海味、蟹等含嘌呤最丰富，故要避免进食。蔬菜、水果、牛奶、鸡蛋等不含嘌呤，可以放心食用。

供给充足的热量

为了避免体重过度下降，满足化疗患者代谢增高的需要，总热量应该增加。碳水化合物的摄入量必须充足，摄入总热量每日为 35 ~ 40 千卡 /（千克·天），糖摄入量约占总重量的 35%。为了防止化疗期间患者出现恶心、呕吐，在化疗开始前就应作出计划，预防反应的出现。

补充维生素和微量元素

调节蛋白质代谢及能量代谢的主要维生素及矿物质是癌症患者的基本营养素。白血病患者化疗期间处于高消耗状态，易使钾、钠、钙、磷等丢失而影响体液酸碱平衡，故应给予白血病患者充足的维生素及矿物质，供给富含 B 族维生素和维生素 C 的食物，如谷类、酵母、小麦、干果、水果和新鲜绿叶蔬菜等。有贫血的患者，可食用黑木耳、红枣、花生等，对血红蛋白恢复有很好的作用。

水的摄入

白血病患者在化疗期间水的需要量比平常增加，以补充由于胃肠道反应所引起的丢失。此外，多饮水还有助于肾脏排出体内废物及毒物，同时，多饮水使尿量增加，可防止化疗药物对泌尿道的刺激，减少尿路的炎症反应。每天需要饮水 2 ~ 3 升，保证尿量在 100 毫升 / 小时以上。

饮食卫生与禁忌饮食

白血病化疗期间，患者免疫力下降，因此，要防止因饮食不当造成的胃肠道不适。患者的饮食一定要清洁卫生，患者也要注意个人卫生，如饭前便后洗手，饭后漱口。一般来讲，烟酒和辛辣、腥类、冰冷、油腻食物应作为禁忌，口腔有溃疡者，忌刺激、热烫的饮食，以往对某种食物有过敏反应的患者，应予禁忌。

推荐食谱

大枣桂圆薏米粥

大枣 10 个，桂圆 20 克，薏米 40 克，加水适量熬成粥，早晚食用。大枣、桂圆、薏米均为健脾益胃滋补之品，经常食用可增强体质，提高机体免疫功能。肿瘤患者贫血、身体虚弱或因放疗、化疗引起血红蛋白低下、白细胞减少及血小板减少者，均有较好辅助疗效。

猪蹄黄豆银耳汤

鲜猪蹄 1 只，黄豆 25 克，干银耳 10 克，食盐 10 克，水适量。先把猪蹄及黄豆煮熟后，再加入银耳文火同煮 5 ~ 10 分钟，连汤服用。本品既能增加病人的营养，又能增强肿瘤病人对放疗、化疗的耐受能力。

百合干地黄粥

百合 30 克，干地黄 50 克，粳米 25 克，蜂蜜适量。将百合洗净；干地黄加水浸泡 30 分钟，煎汁去渣；粳米洗净。将地黄汁、百合、粳米同放锅内，加水煮粥至熟，吃时加蜂蜜调味。此款粥具有养阴清热、凉血安神作用。适用于白血病属于阴虚血热，症见神疲乏力、午后潮热、五心烦热、心烦失眠等症。

白血病患者的生活调护

1.合理休息。病人可进行一般活动，但休息可使基础代谢率降低，减少氧的消耗，因此，合理安排休息很有必要。

2.饮食要给予高热量、高蛋白、富有营养、易消化的食物，以补充由于机体代谢亢进所消耗的热量。鼓励病人多饮水，多吃蔬菜、水果等富含维生素的食品。

3.室内要保持清洁，空气新鲜，阳光充足。每周要彻底清扫并用食醋熏蒸房间，进行空气消毒。每日用消毒水（1%优氯净）拖地 1 次。做好保持性隔离，减少会客和出入公共场所，以免因机体抵抗力差而感染其他疾病。

4.注意口腔及皮肤清洁。刷牙要用软毛刷，饭前饭后用漱口水漱口，为防止口唇干燥可以涂甘油。要勤换内衣，养成每天大便的习惯，大便后可用温水擦洗，防止肛门部位感染。注意保暖，根据气温变化随时增减衣服，预防感冒及肺部感染。

5.注意观察病情，发现贫血加重、发热及出血倾向，如皮肤黏膜淤血，鼻及牙龈出血，解黑色大便，头痛或神志不清等情况，提示白血病复发或出现了并发症，应立即到医院治疗。

6.防治感染。防治感染，是白血病治疗期间的要点之一。受疾病的影响，患者的免疫力会急速下降，以至于很容易受到病菌等侵害。因此，患者在治疗时，一定要格外注意，做好护理工作，以免感染的发生。

7.远离毒素。白血病患者在治疗时，一定要远离毒素。因为，疾病的发生与各种放射物等有害物质有一定的关系。所以，对于患者而言，一定要远离这类物质。

8.注意饮食。因为良好的饮食不仅能够为患者提供充足的营养，而且还具有很好的调理作用。因此，患者在治疗时，一定要根据病情，采用合理的膳食。

9.不要滥用药物。患者在治疗时，切记勿滥用药物，因为，有些抗癌药物、抗生素能够影响疾病的治疗，严重时还会导致疾病的复发。因此，患者在使用药物时，一定不要滥用，要瑾遵医嘱。

膀胱癌

膀胱癌是指膀胱内细胞的恶性过度生长。每个脏器都有它自己的上皮细胞。膀胱的黏膜上皮细胞称作尿路上皮细胞，由它生成的癌就称作尿路上皮癌，占所有膀胱癌的90%～95%，是最常见的一类膀胱癌。

世界范围内，膀胱癌位列男性最常见实体瘤的第4位，在女性位列第7位，每年新诊断的膀胱癌患者超过350 000名。膀胱癌好发年龄为51～70岁，发病高峰为65岁，罕见于30岁以前。发病时80%～85%左右病人肿瘤局限于膀胱，15%～20%有区域淋巴结转移或远处转移。

膀胱癌主要包括两种类型：原发癌和转移癌。原发性膀胱癌起源于膀胱本身，转移癌来源于其他器官，只是癌细胞扩散到了膀胱，一般通过血液、淋巴系统或者直接从邻近器官侵袭到膀胱，如前列腺癌、直肠癌、宫颈癌。

哪些因素易导致膀胱癌

1. 长期接触芳香族类物质的工种，如染料工、皮革工、橡胶工、油漆工等。

2. 吸烟也是一种增加膀胱肿瘤发生率的原因。

3. 体内色氨酸代谢的异常。色氨酸的异常代谢可产生一些代谢产物，能直接影响到细胞的RNA和DNA的合成。这些代谢产物经过肝脏作用排泄入膀胱，由β-葡萄糖醛酸苷酶作用后，具有致癌作用。

4. 膀胱黏膜局部长期遭受刺激。膀胱壁长期慢性的局部刺激，如长期慢性感染、膀胱结石的长期刺激以及尿路梗阻，均可能是诱发癌肿的因素。而腺性膀胱炎、黏膜白斑被认为是癌前期病变，可诱致癌变。

5. 药物已证实可引发膀胱癌，例如化疗药物环磷酰胺。

6. 寄生虫病如发生在膀胱内，亦可诱发膀胱癌，如血吸虫感染。

7. 家族史。膀胱癌患者的直系亲属患膀胱癌的危险性约为无家族史者的 2 倍，年轻膀胱癌患者的直系亲属危险性更高。

8. 有研究显示大量摄入液体、蔬菜和水果，可使膀胱癌的发病危险降低。我国人群膀胱癌发病的主要危险因素为吸烟、职业接触芳香胺、膀胱癌家族史、饮用酒精与咖啡以及性别。

医生提醒

"憋尿是引起膀胱癌最重要的原因之一。"专家如此说。"尿液中的致癌物质可侵害膀胱纤维，并会破坏细胞正常结构而发生恶变。哪怕每小时排出的尿液与相隔两三小时排出的尿液相比，后者尿液中所含的致癌物质都会多得多。

膀胱癌的临床表现

 血尿

膀胱癌最常见的症状是没有任何感觉的、肉眼可以看到的血尿，这是膀胱癌独特的"排尿异常信号"，几乎每个膀胱癌病人都会出现，约 85% 的膀胱癌病人因此而就诊。血尿又分两种：一是肉眼血尿，二是显微血尿。肉眼血尿是指眼睛可直视的带血色的尿，显微血尿是指在显微镜下发现尿中有红细胞。膀胱癌血尿多为无痛性和间歇性，多数是全程血尿，少数是终末血尿，伴尿频、尿急的血尿则较少见。

膀胱刺激

早期膀胱癌产生尿路刺激症状相对较少。如果膀胱癌还合并有感染，或肿瘤病发于膀胱三角区，就会出现尿路刺激体征。同时，患者会产生尿频、尿急、尿痛、尿意不尽等膀胱刺激体征。

➕ 排尿困难

一些患者由于膀胱肿瘤生长的体积偏大，以及肿瘤生长在膀胱颈部，或者肿瘤出血，出现血块，导致尿流长期阻塞，进而产生排尿困难的症状，主要是尿流偏斜、尿流速度较慢，甚至是尿滞留等。

➕ 尿频尿急

如癌瘤长在膀胱三角区，则膀胱刺激体征可以稍早出现，如果出现尿痛则已非早期。总而言之，如忽然出现不明原因的尿痛，多为膀胱癌的最早信号。

➕ 疼痛

如果肿瘤侵犯广泛，且位置较深时，可出现疼痛，且在膀胱收缩及撑尿时加剧。若肿瘤位于膀胱颈时，可引起尿道梗塞，甚至会出现尿潴留。

防癌抗癌小贴士

有效预防膀胱癌

1. 尽快戒烟：吸烟对人类健康有极大危害，香烟中所含的尼古丁、焦油、特异性亚硝基胺等是极具毒性的致癌物质。如果长时间摄入这类物质，在排尿时能发现尿中有着极高浓度的致癌物质，这对膀胱癌的发生有促进作用。

2. 增加饮水量：饮水较少，膀胱内的尿液也随之减少，当致癌物经过肾脏排泄至膀胱的时候，浓度也会随之增高。浓度过高的致癌物质会对膀胱黏膜造成刺激，促进癌症的发生。所以，平常多饮水，可以稀释膀胱内的毒素，促进排出，使膀胱癌的发生概率降低。

3. 多摄入新鲜的蔬菜和水果：新鲜的蔬菜和水果中含有丰富的维生素和微量元素，如果能够足量摄入，对体内亚硝基胺类等致癌物质有一定的分解作用。

膀胱癌的检查与治疗

➕ 膀胱癌的检查

检查项目	内容
膀胱镜检查	这是诊断膀胱癌必须采用的检查方法。通过这项检查可以直接观察膀胱腔内是否存在肿瘤。如有肿瘤，其所在位置、大小、形状和数目各如何以及是否伴有其他病变，如膀胱炎、前列腺增生或前列腺癌等。同时观察输尿管口有无喷血现象，借以判断肾、输尿管是否存在同样病变。通过对肿瘤的肉限观察，能大致判断其恶性程度及与内翻性乳头状瘤或腺型膀胱炎鉴别，但应尽可能对肿物取活组织，作出病理诊断及肿瘤分化级别判断，供制定治疗方案时参考
尿细胞学检查	即从尿液内收集肿瘤的脱落细胞通过染色涂片进行显微镜观察，对膀胱癌的诊断和治疗后的随诊都很有价值，一般阳性率可达 70% 左右
排泄尿路造影	即静脉尿路造影，通过此项检查排除肾、输尿管是否存在同样肿瘤。当造影剂排入膀胱后，膀胱癌占位处无造影剂，即显示出充盈缺损的影象。对尿道狭窄、无法施行膀胱镜检查的患者，可借此作为诊断膀胱癌的参考
膀胱造影	当排泄性尿路造影所显示的膀胱充盈缺损不够清晰时，可经导尿管注射造影剂入膀胱内，进行膀胱造影，以助诊断
B 超或（和）CT 扫描	可显示膀胱癌的位置、大小、形状及其向膀胱腔内凸入或腔外凸出，甚至侵犯转移到前列腺、盆腔的情况，有助于确定肿瘤的分期
核磁共振成像检查	除具有 B 超、CT 的检查效果外，对晚期病例腹、盆腔广泛转移者，通过正面和侧面的大幅显像，及其分辨力强的病灶显像，对肿瘤侵犯范围的观察更为全面

➕ 膀胱癌的治疗

放射治疗

膀胱放射治疗多是配合手术前、手术后进行。对于病期较晚，失去手术时机或拒绝手术以及术后复发的病例行姑息性放疗也能获得一定疗效。

化疗

膀胱癌的化学药物治疗包括膀胱内灌注化疗、全身化疗、动脉灌注化疗等。

手术切除

膀胱癌首选的治疗手段是手术切除，但有一点较为特殊，膀胱癌最常用的手术方式是一种身体表面不会留下手术瘢痕的"无创"手术——经尿道的膀胱肿瘤切除手术，简称 TURBT。TURBT 就是利用一种可切除肿瘤的膀胱镜，从尿道进入膀胱后，将膀胱内肿瘤连同周边 2 厘米的正常组织一起切除。切除下来的组织碎片可从膀胱中冲洗出来送病理会诊。几乎所有的膀胱肿瘤患者都需经历这样一个手术，浅表性膀胱癌患者通过 TURBT 便可达到完全切除的效果；对于肿瘤已侵犯膀胱肌层的患者，通过 TURBT 也可判断浸润的深度，视情况再进行进一步的治疗。一般来说，患者在行 TURBT 手术后，为了防止复发和转移，都要进行膀胱灌注治疗。

膀胱灌注治疗

膀胱灌注治疗将膀胱癌复发的概率降低了 30% ~ 40%。灌注治疗使用的药物包括免疫制剂和化疗药物。免疫制剂有卡介苗、干扰素等，可以激发膀胱内部局部的免疫反应，防止肿瘤复发。

介入治疗

介入治疗是新近发展比较快的一种治疗方式，在癌症的治疗方面有特殊的作用。有些膀胱癌患者由于发现比较晚，肿瘤比较大，不利于马上手术；也有些患者由于身体原因受限，不能手术；或者有些患者不愿意手术，都可采用介入治疗的方式来进行辅助治疗。膀胱癌的介入治疗主要是通过膀胱动脉行化疗药物灌注并肿瘤供血动脉超选择栓塞，又叫经皮选择性动脉介入术，通过增加肿瘤局部的药物浓度及肿瘤供血动脉栓塞，达到杀灭癌细胞的目的。

膀胱癌患者不同时期的食养方法

➕ 放化疗后

膀胱癌患者病程中或经放疗、化疗后常有恶心、呕吐、脘腹胀满、下腹坠胀、口中乏味、食欲不振等症状，宜食清淡、易消化食物，避免滋腻肥甘及煎炸食品，可进大米粥、小米粥、薏米粥、蛋羹、烂面、软饭、烤面包片、馒头片、饼干、蔬菜、水果等。少吃多餐，细嚼慢咽，利于消化。

➕ 术后

1.膀胱癌手术后饮食调理很重要。建议在饮食方面可以吃田螺、海带、紫菜、玳瑁(养殖)、甲鱼等,注意不要吃羊肉、虾、鳗鱼这样的发物以及刺激性的食物。水果方面建议吃西瓜、猕猴桃、杏、苹果、梨、草莓等。宜以清淡、易消化、富含营养的食物为主。

2.可以吃含有丰富的维生素C、B族维生素的食物，注意营养均衡。还有就是注意养成规律的饮食习惯，这样有利于患者恢复。

3.膀胱癌患者应多喝水，以补充水分，及时排出体内毒素。

推荐食谱

西瓜葡萄酒

西瓜1个，葡萄干1碗。将西瓜近瓜蒂部切下一块备用。将洗净控干水分的葡萄干倒入掏松的瓜瓤里，将切下的一块盖在瓜上，糊以泥巴封住，放置阴凉处，待10天以后除去泥巴，揭掉盖子，倾出液汁，即为含微量乙醇的西瓜葡萄酒。

鸡内金赤小豆粥

鸡内金15克，赤小豆30克，粳米50克，清水适量。鸡内金烘干后碾末。

先以赤小豆及粳米作粥，将熟时，放入鸡内金末，再煮至米熟即可。早餐用之。清热利湿、化瘀消积，适用于膀胱癌术后。

膀胱癌患者的生活调护

1.膀胱癌全切除术后，因为手术创面大，渗血可能较多。应严密观察各项生命体征，保证输血、输液通畅。

2.膀胱肿瘤电切术后常规冲洗 1 ~ 3 天，应密切观察膀胱冲洗引流液的颜色，根据引流液颜色的变化，及时调整冲洗速度，防止血块堵塞尿管。

3.膀胱肿瘤电切术后 6 小时，病人即可进食，以营养丰富、粗纤维饮食为主，忌辛辣刺激性食物，防止便秘。

4.膀胱全切术后应持续胃肠减压，密切观察胃液的性质、颜色、量并做好记录。

5.回肠膀胱术后，应密切观察尿路造口的血运情况，及时发现造口并发症。保持伤口、造口部位敷料清洁干燥。

6.预防感染。定时测体温及血白细胞变化，观察有无感染发生。保持造瘘口四周皮肤清洁干燥，定时翻身、叩背、咳痰，若痰液黏稠予以雾化吸入，适当活动等措施也有利于预防感染发生。

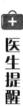

医生提醒

　　膀胱癌是一种常见的泌尿系疾病，部分病情严重的患者需进行全膀胱切除、回肠膀胱手术并永久安置集尿器。护理时应注意观察尿液变化，正确使用集尿器，禁用促进肠动力药物，保护瘘口周围皮肤，观察异常现象。所有患者均应戒烟，同时养成多饮水的好习惯，每天饮水 2 ~ 3 升。

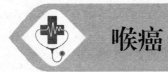

喉癌

喉是人体重要的呼吸及发声器官，同时有防止食物及其他异物进入呼吸道的作用。喉癌患者早期可能有声嘶、咳嗽等症状，影响生活质量，随着疾病的发展可能会出现呼吸困难甚至窒息风险。

喉癌是来源于喉黏膜上皮组织的恶性肿瘤，是头颈部常见的恶性肿瘤之一。喉癌的主要临床表现为声音嘶哑，呈进行性加重，咽喉部异物感，吞咽时不适，咽下疼痛，或伴刺激性咳嗽，痰中带血，严重时有呼吸困难及颈部肿块。多见于中老年男性。喉癌发病率约占全身肿瘤的 1% ~ 5%，在耳鼻喉科领域中仅次于鼻咽癌和鼻腔癌。

哪些因素易导致喉癌

吸烟饮酒

吸烟与呼吸道肿瘤关系非常密切。多数喉癌患者都有长期大量吸烟史，喉癌的发生率与每日吸烟量及总的吸烟时间成正比。饮酒者患喉癌的危险性比非饮酒者高 1.5 ~ 4.4 倍，尤其是声门上型喉癌与饮酒关系密切。吸烟与饮酒在致癌方面有协同作用。

空气污染

工业产生的粉尘、二氧化硫、铬、砷等长期吸入可能导致呼吸道肿瘤。空气污染严重的城市喉癌发生率高，城市居民高于农村居民。

✚ 职业因素

长期接触有毒化学物质，如芥子气、石棉、镍等。

✚ 病毒感染

喉癌的发病与某些疾病的发生存在联系，如乳头状瘤癌变。此病的发生可能与一些病毒感染有关，特别是乳头状瘤。所以，患有乳头状瘤的患者要及时治疗，以免引起喉癌。

✚ 性激素

女性患喉癌的可能性明显比男性低，这可能与人体内分泌雄激素水平有关。部分声带白斑可发生癌变，诱发喉癌。也有人觉得喉癌和慢性喉炎之间也存在联系，所以，患有慢性喉炎者，要注意定期检查。

医生提醒

喉癌与咽喉炎的区别

一般来说，喉癌的早期症状如喉咙肿痛、咳嗽、声音沙哑等都与咽喉炎的症状相似，往往容易使人混淆。但如果喉癌的早期症状长时间不见缓解或自愈，甚至有症状加重的情况出现，就应该及时到医院诊治，避免错过治疗喉癌的最佳时机。

喉癌的临床表现

✚ 声音沙哑

喉癌患者早期的症状一般会有声音沙哑。引起声音沙哑的一般是声门型喉癌，这主要是因为肿瘤长在患者的声带上，所以容易出现声音沙哑的症状。

如果患者出现声音沙哑超过 1 个月都不好，就不要将其视为普通的"上火"，而要及时到医院就医，排除隐患。

➕ 吞咽困难

喉癌的另外一个症状就是喉咙有异物感，吞咽食物较为困难，似乎感觉有梗卡在喉咙中，妨碍吞咽功能。如果喉咙有异物感且带有吞咽困难的症状超过 1 个月，就应该保持警惕！

➕ 咳嗽

患有喉癌的人，会时常咳嗽，如果喉癌继续发展下去，会出现咳血的严重现象。

医生提醒

4 个行为最伤喉

1. 酒和烟：喉癌的患病率，男性为女性的 10 倍，这主要与男性抽烟、喝酒多有关。在我国东北地区，喉癌患者的男女比例差别不大，就是因为东北女性多有抽烟、喝酒的习惯。

2. 频繁清嗓子：清嗓是人的正常生理反应，适度清嗓不会导致声带炎症，但喉咙频繁、用力发出吭吭咔咔的声音时，气流会猛地振动声带，使其受损，并导致声音嘶哑。

当感觉嗓子不舒服，想清一清时，最好立刻喝一大口水，水要慢慢地咽下去。如果身边没有水，可以反复重复吞咽的动作，都可以达到清嗓子的目的。

3. 睡前不刷牙：睡觉前如果不及时刷牙，清洁口腔，久而久之，食物的残渣会留在牙齿里，这种环境极易滋生细菌，细菌可以转移到咽喉部，引发炎症，形成咽喉炎。

4. 爱吃辣：吃辛辣食物过多会使脾胃消化功能失调，内生燥热湿邪，继而诱发咽喉炎。

➕ 痰多

喉癌患者一般会表现为痰多，严重时，痰中会带有血丝。另外，如果清晨起床时吐的第一口痰伴有血丝，就应及时到医院进行诊断，避免错过治疗的最佳时机。

➕ 呼吸困难

喉癌患者出现呼吸困难的现象，是气道不畅所致，药物无效，一般选择手术治疗。

➕ 喉咙疼痛

一般的喉咙痛 1 周左右就可自愈，但如果喉咙痛经过 2 周的服药等规范治疗后，症状尚未缓解，就应该怀疑是否患有喉癌。

➕ 颈部淋巴结肿大

喉癌较容易发生颈部淋巴结转移，形成颈部肿块。部分患者往往以颈部肿块为首发症状甚至是唯一的症状就诊。如果出现颈部肿块而未及时就医往往贻误诊疗时机，影响治疗效果。

防癌抗癌小贴士

四招保护咽喉

1. 打哈欠：趁着休息的时间，可以找个合适的地方多打几个哈欠，这是护嗓的好办法。

打哈欠的时候配合伸懒腰和深呼吸的动作，喉肌的放松效果会更好。一般打 3~5 个哈欠加伸懒腰就有很好的放松效果。

2. 揉喉咙：可以用食指和拇指，按在喉结两侧的肌肉上，轻轻地、两个指头各自旋转式地按揉 3 分钟左右，可以缓解喉肌和咽部肌肉过度紧张，保护喉咙。

3. 敷热毛巾：咽喉部感觉不太舒服时，可以用温热的毛巾在喉结上敷 3~5 分钟，帮助喉部的血液快速循环。

4. 咽唾液：这个动作可以让喉肌一张一缩地运动，就好像做按摩，帮助它们尽快恢复原来的"体力"。

喉癌的检查与治疗

➕ 喉癌的检查

检查项目	内容
颈部检查	颈部检查包括对喉部外形的观察，和对颈部淋巴结的触诊。在触诊的过程中，应该按照颈部淋巴结分布的规律来进行。遵循由上而下、由前而后的顺序，对肿大淋巴结的部位和大小进行全面的探测
影像学检查	患者在进行诊断检查的时候，若需要进行影像学检查，就应该根据自身的情况来进行不同方式的选择。分别包括 X 线检查，CT、MR 检查，以及超声波断层扫描，根据患者不同的情况来选择不同的方式，有利于进行进一步的治疗 （1）X 线检查：X 线喉侧位片及喉头正位体层片可以明确病变的大体部位、大小、形状及软骨、气管或颈椎前软组织变化情况。必要时，可行喉造影 （2）CT、MR 检查：有助于明确肿瘤在喉内生长范围和有无外侵及程度，以及颈淋巴结转移情况，特别对晚期病人很有帮助 （3）超声波断层扫描：用于颈部肿大淋巴结的检查、定部位及与周围组织关系和术后放疗后随访检查的一种方法。它具有无损害、方便、准确、费用低及可以反复进行等优点
喉镜检查	喉癌的诊断方法中，间接喉镜检查是非常普遍的一种方式，如果对这种检查方式不满意，或者说是不能采取病理的时候，可以选择直达喉镜，以及纤维导光镜进行进一步的探测

➕ 喉癌的治疗

喉癌早期可采取放射治疗或手术治疗；晚期一般先放射治疗，然后再手术治疗；对晚期患者、手术后或放射治疗后又复发者，可采用化学药物治疗。

声门上区癌，一般宜放射治疗或手术前放疗加全喉切除术；声门区癌，较早期行放射治疗，较晚期行全喉切除术；声门下区癌，一般作全喉切除，术后可安置人工喉。

手术治疗

喉癌手术治疗以彻底根除肿瘤，尽最大可能保留喉部功能为原则。但如果在肿瘤范围广，不将喉部全部切除不足以去除肿瘤的情况下，应考虑将喉部完全切除，同时或以后做发音重建术。通常可将喉癌手术分为显微激光喉癌术和局部喉部分切术及全部喉部切除术3类，其中显微激光喉癌术适用于 T_1 声带癌病变；局部喉部分切术适用于声门型及声门上型喉癌 T_1、T_2 和部分 T_3 病变患者；全部喉部切除术适用于晚期喉癌患者。

放射治疗

喉癌放射性治疗包括根治性放疗、术前放疗、术后放疗及姑息性放疗等。一般单纯放疗主要针对无法进行手术或不能忍受手术的患者及I期病变患者，而手术前的放疗主要是针对部分晚期肿瘤的患者。

化学治疗

由于喉癌以鳞癌为主，对化疗并不敏感，因而化学治疗只能作为一种辅助性方法。

中西医结合治疗

这是目前最流行也是最佳的喉癌及其他癌症的治疗方法，利用西医阻碍癌细胞生长和扩散，再辅助以中药调理，达到标本兼治的效果。

医生提醒

喉癌患者多需要手术治疗。全喉切除患者失去了发音器官，严重影响术后生活质量。随着手术理念及技术的进步，目前喉癌手术更多地关注患者功能的保留，根据肿瘤部位及病理选择相应的术式，尽可能保留发声功能。喉癌手术可能发生相应的并发症，如咽瘘、气管造瘘口狭窄、颈动脉破裂、伤口感染、瘘孔复发癌等，影响术后恢复，有些可能还有生命危险。

喉癌患者不同时期的食养方法

➕ 手术前

避免摄入刺激性饮食，选择喜欢的品种，进食以鲜肉、鲜蛋、鲜蔬菜、鲜水果为主，还要以流食、半流食为主。

➕ 手术后

患者们气血亏损，宜补气养血，可选用杏仁露、山梨汁、甘蔗汁、菠萝汁、无花果汁、大枣汁等。

➕ 放化疗时

患者们往往有食欲不振、恶心、呕吐，应选择营养丰富、容易吞咽的食物，如牛奶、鲜蔬菜和水果等。

➕ 晚期

喉癌病人不仅仅呼吸困难，同时有进食困难，应以流食为主，如牛奶、鱼汤等。如进食特别困难，可根据患者所需的各种营养物制成汤，分次注入鼻饲管。

推荐食谱

茶疗食疗方

1.咸橄榄5个，竹叶5克，乌梅2克，绿茶5克，白糖10克。用水共煮，饮汤。日服2次，每次1杯。

2.丝瓜200克，茶叶5克。将茶叶用沸水冲泡，取汁；把丝瓜洗净，切片，加盐煮熟，倒入茶汁拌匀服用。

3.细茶叶9克（清明前者佳），薄荷9克，黄柏9克，硼砂6克。上药研极细末，取净末和匀，加冰片0.9克，吹喉。

喉癌患者的生活调护

1. 及时清除分泌物，保持气管套管通畅，每日换药 1 次，保持局部清洁，尽量减少对套管的污染。

2. 内管定时清洗消毒（一般每日 1 次），消毒后应及时插入，以防分泌物干结阻塞外管，分泌物较多者可酌情增加清洗消毒次数。

3. 保持呼吸道通畅，室内温度要适宜，空气要新鲜、通畅，必要时可在套管外敷湿纱布，以防灰尘污染并保持湿润。放疗过程中应密切观察有无喉头水肿发生，以便及时发现，及时处理。

4. 套管长度适宜，固定带松紧适当，不要过松，以防外管脱出，如脱出应及时请医生插入，以防窒息。

5. 放疗结束 3 周后一般可拔管。拔管前先堵管 1～2 天，如病人无异常感觉，活动和睡眠时呼吸均匀平稳则可拔管。拔管后 1～2 天严密观察病情变化，尤其是呼吸变化，如有呼吸困难应及时处理，必要时重新插入套管。

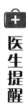

医生提醒

术后康复训练

1. 声带喉部按摩：左右食指按摩喉部声带处，并稍用力上抬舌骨。

2. 冰刺激：用冰棉签刺激舌头、腭弓、咽后壁。

3. 口颜面运动训练：让病人做抿唇、拢唇、鼓腮、咂唇、示齿等动作。

4. 舌功能训练：让病人把舌头向前、向后、向左、向右伸出来，可以用压舌板加点阻力。

5. 呼吸训练：吹哨子，吹蜡烛，吹呼吸器。

6. 吞咽姿势改变：可以让病人低头、仰头、转头吞咽。

7. 吞咽电刺激：进行舌骨下及面部电刺激，以促进肌肉功能的恢复，同时进行屏气吞咽练习。

肾癌

肾脏作为人体的重要器官之一，其对人健康的重要性不言而喻。肾脏肿瘤是泌尿系常见的肿瘤之一，90% 的肾肿瘤是恶性肿瘤。对于肾癌，早发现、早诊断、早治疗，其预后非常好，甚至可以达到完全治愈。

哪些因素易导致肾癌

遗传

肾癌与家族遗传有很大的关系。肾癌高发生率的人第 3 对染色体上有缺陷。多数家族性肾癌发病年龄比较早，趋于多病灶和双侧性。

职业

有报道报业印刷工人、焦炭工人、干洗业和石油化工产品工作者肾癌发病和死亡危险性增加。

肥胖

有研究表明，高体重指数（BMI）和高血压是与男性肾癌危险性升高相关的两个独立因素。

血液透析

进行血透的患者特别是男性容易发生后天性的肾囊肿，可以进一步发展成肾癌，这与长期的肾功能衰竭所导致的尿毒症相关。

✚ 吸烟

大量的前瞻性观察发现吸烟与肾癌的发病呈正相关。吸烟者发生肾癌的相对危险因素（RR）=2，且吸烟 30 年以上、吸无过滤嘴香烟的人患肾癌的危险性上升。

防癌抗癌小贴士

护肾小妙招

1. 揉耳朵：中医学认为："耳者，肾之官也。"刺激耳部，可以调节脏腑功能，益肾强身。具体方法：双手握空拳，以拇、食二指沿耳轮上下来回推摩，直至耳轮充血发热。

2. 平心态：中医认为："恐则伤肾。"注意调控情绪，不要大喜大悲，能在一定程度上呵护肾脏。

3. 不憋尿：积存的小便会成为水浊之气，引起感染、侵害肾脏。有尿就要及时排出。

肾癌的临床表现

✚ 血尿

多为骤然发生的肉眼血尿，不伴疼痛或其他症状。约 70% 的肾癌患者会出现血尿。这种血尿往往是间歇性的，可自行停止，但会反复多次发作。如能在第一次血尿时就引起注意，及早就医，就可早期诊断。

✚ 腰酸

约 50% 的肾癌患者会出现腰痛，是癌灶增大牵拉肾包膜或压迫周围神经、肌肉组织的结果。多为腰部或上腹部钝痛，偶有血凝块往下排出发生剧烈绞痛，易被误认肾及输尿管结石。

➕ 腰部包块

肾癌病灶增大到相当程度可从腰部或上腹部摸到（或见到）包块。约20% ~ 30% 的患者会有此症状。在取侧卧位时包块较易摸到，有时还可看到包块随呼吸上下移动。若包块与周围组织粘连，则包块固定，不能推动，这种情况多见于晚期肾癌。

➕ 血压升高

虽然只有 9% ~ 28% 的肾癌病人有高血压症状，但有时高血压可能是肾癌的惟一表现，尤其是对在短期内出现的高血压更要特别注意。

➕ 发热

在肾癌早期症状中，发热是不能忽视的，特别是中老年人出现原因不明的发热和无疼痛性血尿时，应及时去医院检查确诊。

➕ 精索静脉曲张

有的早期肾肿瘤患者会出现左侧精索静脉曲张现象，而且在平卧后也不会消失，因此被称为"左肾肿瘤的特异性体征"。这是肿瘤阻塞左肾静脉或压迫左精索内静脉导致血流淤阻而致。

另外，贫血、白细胞显著增多、低血糖等有时也是肾肿瘤的信号，也要及时排查病因，以利早期发现隐匿的病情。

> **医生提醒**
>
> 对于肾病，早期发现是及早治疗的关键。然而，肾脏是个"任劳任怨"的脏器，在受损初期甚至中期并不会出现不适。一旦患者出现水肿、恶心、全身乏力等报警信号时，往往肾脏已失去一半功能。所以，如何及早发现肾脏疾病，及时诊断和治疗，就显得尤为重要。

肾癌的易患人群

有肾癌家族史，罹患高血压，肥胖，长期接触苯，报纸印刷工人，焦炭工人，干洗从业人员，石油化工产品从业人员，滥用解热镇痛药以及慢性肾病患者，是肾癌的高发人群。

肾癌的检查与治疗

肾癌的检查

检查项目	内容
一般检查	血尿是肾癌患者的重要临床症状，红细胞增多症多发生于 3% ~ 4% 的肾癌者，也可发生进行性贫血
X 线检查	①X 线造影术为诊断肾癌的主要手段。X 线造影可以看到肾外形增大、轮廓改变，偶有肿瘤钙化，肿瘤内局限的或广泛的絮状影，亦可在肿瘤周围成为钙化线、壳状，尤其年轻人肾癌多见。②静脉泌尿系统造影是常规检查方法，由于不能显示尚未引起肾盂肾盏变形的肿瘤，以及不易区别肿瘤是否为肾癌、肾血管平滑肌脂肪瘤、肾囊肿等，所以其重要性下降，必须同时进行超声或 CT 检查进一步鉴别。③肾动脉造影可发现泌尿系统造影未变形的肿瘤，肾癌表现有新生血管、动静脉瘘、造影剂池样聚集、包膜血管增多等
超声检查	肾脏内最长径超过 1 厘米的肿块，即可被超声检查所发现，而重要的是鉴别肿块是否是肾癌。肾癌为实性肿块，由于其内部可能有出血、坏死、囊性变，因此回声不均匀，一般为低回声；肾癌的边界不甚清晰，这一点和肾囊肿不同

续表

检查项目	内容
CT 检查	CT 检查对肾癌的诊断有重要作用，可以发现未引起肾盂肾盏改变和无病状的肾癌，可准确测定肿瘤密度；CT 检查还可对肾癌进行准确分期
磁共振成像检查	磁共振成像检查肾脏是比较理想的。肾门和肾周间隙脂肪产生高信号强度，肾脏外层皮质为高信号强度，其中部髓质为低信号强度，可能由于肾组织内渗透压不同，两部分对比度差 50%，这种差别可随恢复时间延长和水化而缩小

✚ 肾癌的治疗

手术治疗

随着影像学检查技术的进步和广泛普及，目前临床上发现的早期肾癌比例逐渐升高，早期患者的手术效果好，治愈率高。并且微创外科技术的进步使患者承受的痛苦更小，手术治疗显然是治疗早期肾癌和局灶性肾癌的主要方法。

1. 根治性肾癌切除术：适用于早中期大部分患者，是最基本的治疗方法，手术范围包括切除病肾、肾周脂肪、肾周围筋膜和同侧肾上腺。5 年和 10 年生存率分别是 52% 和 49%。

2. 单纯性肾癌切除术：适用于晚期肾癌的姑息性切除，可以缓解局部症状如疼痛、出血、发热等。以及全身情况差，不能耐受根治手术者。5 年和 10 年生存率分别是 33% 和 7.1%。

3. 区域性淋巴结清扫术：根治性肾癌切除术的同时，做区域性淋巴结清扫术，有助于正确的临床分期，降低局部肿瘤复发率，提高生存率。

化学治疗

肾癌对化疗药物和激素高度耐受，其治疗效果与安慰剂相似，临床上极少使用。肾癌患者在化疗后往往会出现一些身体反应，对患者的健康会有一定的影响。如恶心、呕吐，严重者可出现口腔黏膜充血水肿，甚至是溃疡形成，进食困难。

生物学治疗

细胞因子如白介素 -2 或者 α 干扰素等治疗的有效率低，仅有 15% 左右，长期治疗毒性大，患者难以耐受，不能坚持长期用药。

放射治疗

肾癌对放射治疗也不敏感，目前仅作为辅助治疗方法，适用于不能手术切除的晚期肾癌患者。放疗可减轻局部疼痛、血尿和缓解毒性症状，在肾癌转移引起骨痛时可以应用。

肾癌患者不同时期的食养方法

手术前

肾脏肿瘤一经发现，多属晚期，术前应进易消化、易吸收、富有营养的食品，如蔬菜、瘦肉、鸡蛋等，以维持人体营养，增强机体的抗病能力，为手术治疗创造条件。

推荐食谱

枸杞甲鱼瘦肉汤

材料：枸杞子 30 克，甲鱼 1 只（约 500 克），猪瘦肉 150 克。

做法：先放甲鱼在热水中游动，使其排尿后，杀死切开，去内脏，洗净切块，加清水适量，与枸杞子、猪瘦肉共炖烂熟，分 2 ~ 3 次食完。

手术后

1. 血象下降的膳食调理：肾癌化学治疗可造成骨髓再生不良，尤以白细胞下降最为明显。为有效预防血象下降，在化学治疗时病人应补充高蛋白质饮食，如牛奶、大豆、瘦肉、猪蹄、海参、鱼、动物肝脏及红枣、核桃、黑木耳、胡萝卜、赤小豆等。

2.消化道毒性反应的膳食调理：肾癌的化学治疗可引起口腔黏膜炎，表现为黏膜充血、水肿、溃疡、疼痛等。此时要保持口腔清洁，进食后刷牙，补充高营养流质或半流质饮食，如莲子羹、银耳羹、牛奶、豆浆、鲫鱼汤等。进食时避免过热、过酸及刺激性饮食。

3.肝肾损伤的膳食调理和预防：一些化疗药物可以引起肝损伤，出现转氨酶升高。此时应多吃苦瓜、绿豆芽、香菇、木耳、猴头蘑等菌类食品，多吃富含维生素的水果，如猕猴桃、蜜桃、苹果、葡萄等，多喝绿茶、乌龙茶、蜂蜜水。如肝功损伤严重，可以用五味子20克，枸杞子20克炖鲫鱼汤食用。

推荐食谱

龙眼猪骨炖乌龟

材料：龙眼肉30克，猪脊骨300克，乌龟1只。

做法：将猪脊骨斩细。先用沸水烫乌龟使其排尽尿液，截去头爪，去除内脏，洗净后切块，然后与猪脊骨、龙眼肉加适量水煮，最后加入少量盐调味，分次服用，有助于肾癌患者病情的恢复。

➕ 放疗时

放疗期间，肾阴亏损，宜食滋肾阴、养血生津之品，可选用新鲜水果及蔬菜，如菠菜、苹果、山梨、龙眼肉、核桃仁、枸杞子、银耳汤等。

➕ 化疗时

化疗时患者因气血两伤，加之药物副作用，而阴液耗伤，气伤血耗，更应进食滋阴补气食物，如鱼羹、龟肉汤、甲鱼汤、香菇汤、银耳汤、燕窝、苹果汁、银杏、肉片汤、鸡汤等，均可选择食用。有呕吐者，可用生姜汤。

推荐食谱

黄芪枸杞煲水鱼

材料：黄芪 30 克，枸杞子 20 克，水鱼 1 只（约 500 克）。

做法：用纱布包黄芪。水鱼去鱼鳞及内脏，洗净切块。三者加水适量炖熟烂，去黄芪渣，加油、盐各少许调味，分次服用。可作为肾癌患者化疗期间的食谱之一。

肾癌患者的生活调护

1. 发挥家庭的支持和辅助作用，营造一个良好的治疗、休养气氛和环境，这对病人的康复十分重要。

2. 起居有常，生活有节。养成良好的生活习惯，合理安排睡眠、工作、学习、活动、娱乐及进餐等。

3. 肾癌的发生必然会影响到患者的心理健康，有些患者在得了此病之后，就变得非常悲观失望、失眠、厌食等。所以要了解患者的心理变化，关怀体贴患者。

4. 不仅是手术后需要密切观察，在恢复期家人和患者自身也要进行仔细观察。肾癌可通过直接浸润、淋巴和血运 3 种途径转移，故患者要进行定期复查。

5. 疼痛的护理：药物镇痛是目前治疗癌痛的主要手段。但病人除有躯体上的痛苦外，还可能因为精神过度紧张和情绪焦虑而加重疼痛，所以心理护理也可缓解病人的疼痛。

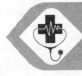

前列腺癌

前列腺癌是指发生在前列腺的上皮性恶性肿瘤，位居男性恶性肿瘤发病率的第 6 位。前列腺癌发病年龄在 55 岁前处于较低水平，55 岁后逐渐升高，发病率随着年龄的增长而增长，高峰年龄是 70 ~ 80 岁。

前列腺是男性非常重要的一个器官，它的主要功能是分泌前列腺液，前列腺液储藏在精囊里，能够营养精子。同时，前列腺是一个非常特殊的器官，它是人体中唯一一个随着年龄不断增长，体积越来越大的器官。前列腺癌的多发区域是在前列腺的外周带，距离尿道转远。当出现癌变时，基本不会影响排尿。如果发现及时，前列腺癌治愈率是相当高的，早期的 5 年生存率接近 100%，10 年生存率也有 98%。前列腺癌在前期常无明显症状，发现时大多已经进入晚期。

哪些因素易导致前列腺癌

年龄

年纪越大，发生前列腺癌的机会也就越高。

遗传

家族中有前列腺癌的人，其后代得前列腺癌的机会比一般人高。换句话说，约有 9% 的前列腺癌患者有家族病史。

➕ 激素

男性激素分泌越多的人，罹患前列腺癌的机会也就越多。也因为这个原因，从小被阉割或睾丸发育不良的人不会得前列腺癌。过多的视觉和心理的性刺激，使雄性激素分泌旺盛，也是前列腺癌的一个诱因。

➕ 饮食

如果日常饮食摄入大量含有饱和脂肪酸的食物，那就要小心了。饱和脂肪酸是前列腺癌的诱发剂。

➕ 长期慢性的细菌或病毒感染

调查指出，若一个人在 20 岁左右时有许多性伴侣，就有很大机会感染人类乳头瘤病菌（HPV），通常在几十年后，这种感染可能会导致一连串的基因突变，从而诱发癌症。HPV 现已证实与妇女的宫颈癌有密切关系，也可能导致男性的前列腺癌。

➕ 环境

环境中的镉污染，会加大前列腺癌的发生概率。

前列腺癌的临床表现

➕ 疼痛

腰部、骶部、臀部、髋部疼痛，骨盆、坐骨神经痛常见，剧烈难忍。

➕ 排尿障碍

排尿困难、尿流变细或尿流偏歪，或尿流分叉、尿程延长，尿频、尿急、尿痛、尿意不尽等，严重时尿滴沥及发生尿潴留。

✚ 转移症状

在前列腺癌病人中，转移很常见。约有 1/3 甚至 2/3 的病人在初次就医时就已有淋巴结转移，多发生在髂内、髂外、腰部、腹股沟等部位。可引起相应部位的淋巴结肿大及下肢肿胀。

✚ 全身症状

患者由于剧烈难忍疼痛，影响进食、睡眠和精神，经长期的折磨，全身状况日渐虚弱，出现消瘦乏力，进行性贫血，恶病质或肾功能衰竭。这是前列腺癌所有症状中比较严重的一种。

前列腺癌的易患人群

✚ 好色之徒

有专家以为，除膳食和生活习惯引发前列腺癌外，视觉和心理的性刺激过多，使雄性激素分泌旺盛，是前列腺癌的一个诱因。

✚ 肥胖的男人

一项新的研究发现，与体重正常的人相比，肥胖男性患前列腺癌的危险会增加 1 倍。研究职员说，任何减肥的努力都有可能降低患前列腺癌的危险。

✚ 性放纵者

英国一项调查发现，男性在年轻时性生活混乱，日后患前列腺癌的机会可能较高。

➕ 秃顶的男人

秃顶男性患前列腺癌的概率是不秃顶男性的 2 倍。研究发现，脱发可能是由青春期时的睾丸激素水平引发的，男性患前列腺癌的风险可能与体内的睾丸激素水平有关，这种隐患最早在青春期时就已经发生了。除此之外，激素也与秃顶有关，这可能解释了秃顶与前列腺癌之间的联系。

➕ 上夜班的男人

研究职员说，根据迄今的研究，不规则的班次导致人体生物钟紊乱，使具有抑制前列腺癌细胞增殖作用的褪黑激素分泌量下降，这或许能解释为什么工作时间不规律的男性更易患前列腺癌。

前列腺癌的检查与治疗

➕ 前列腺癌检查

检查项目	内容
直肠指检	直肠指检就是医生将戴手套的手指伸入患者的直肠内，通过触摸前列腺以判断患者是否有癌变的现象。由于前列腺是紧贴直肠的，如果前列腺内有任何的变化，如有结节，或是增大等，都可以通过直肠指检，非常直观的检查到前列腺的变化。但是，这项检查还是存在一定的缺点，因为很多早期的前列腺癌与正常前列腺并无什么明显的差异，并且检查结果是医生的主管判断，可能会存在一定的误导
经直肠前列腺超声检查	这项检查与直肠指检差不多，只不过它不是利用手指进行检查，而是利用超声仪。方法还是一样，将超声仪伸入到患者的直肠内，以此观察前列腺是否存在癌变。它与直肠指检不同的是，超声仪搜索癌变的信息会更准确。不过这种检查也有可能会出现误差

检查项目	内容
血清 PSA 检查	PSA 就是前列腺特异性抗原，它是前列腺中的一种物质，这种物质是检查癌变的重要元素之一。因为当正常的前列腺遭受癌细胞破坏时，这些物质就会被释放到血液中去，然后我们就可以通过抽取患者的血液，检测出 PSA 的数值。如果 PSA 水平高，则患癌的概率可能也高。需要注意的是，PSA 水平的增高受很多因素影响，例如前列腺炎、前列腺增生

✚ 前列腺癌的治疗

手术治疗

是早期前列腺癌通常采用的治疗方法。手术治疗的目的是治愈癌症，消除观察等待所带来的焦虑情绪。前列腺完整切除也称做前列腺切除术，对于早期患者，该术式能做到根治疾病。如果肿瘤为早期而且局限于前列腺内，通常都可选择行前列腺切除术，肿瘤会被全部切除，并且不会复发。

放疗

常常用于无法手术及其他情况的病人。放疗可以破坏癌细胞，也可以破坏健康细胞，但绝大多数被损坏的健康细胞能很快复原。该方法已被用于早期前列腺癌病人以及肿瘤局限于前列腺内的晚期病人。放疗的副作用较为常见，可产生类似于手术后出现的远期并发症。放疗的副作用包括膀胱和肠道刺激症状、膀胱炎、尿道炎和肛管直肠炎。远期可出现尿失禁。

激素治疗

男性体内有多种雄激素，其中最主要的莫过于睾丸酮。它由睾丸和肾上腺产生，能维持男性性征，并在体内以多种不同的形式存在。前列腺肿瘤的生长依赖于这些激素，因此，这些激素的减少会使肿瘤的生长停止或减慢。激素治疗的目的是减少体内雄激素／睾丸酮的产生，也就是说，达到药物去势或外科去势的效果。

其他治疗

1. 体外适型放射治疗：是一种将外照射治疗应用于前列腺癌的新方法，通过提高前列腺部位的最大照射剂量同时减少前列腺周围组织的照射剂量，可减少传统体外放射治疗的不良反应，提高治疗效果。

2. 放射性粒子种植治疗：是将放射性粒子经过会阴部皮肤种植到前列腺中，通过近距离冷冻治疗。是一种微创治疗手段，在超声引导下将探针通过会阴部皮肤置入前列腺中，然后将零下96℃的液氮注入探针以冷冻并杀死肿瘤细胞。目前，冷冻治疗常作为外照射治疗后无效的前列腺癌患者的二线治疗。

3. 前列腺癌内分泌治疗：是一种姑息性治疗手段，包括服药、打针、服药联合打针、双侧睾丸切除。通过去除或阻止睾酮（即雄激素）对前列腺癌细胞产生作用，以暂时抑制前列腺癌细胞的生长，延缓疾病的恶化进展。

前列腺癌患者不同时期的食养方法

 手术前

高蛋白饮食

前列腺癌患者必需摄取足够的蛋白质。如果饮食中缺乏蛋白质，就会引起营养不良性水肿，对术后伤口愈合及病情恢复很不利。高蛋白饮食可以纠正因某些疾病引起的蛋白质过度消耗，减少前列腺癌术后并发症，使患者尽快康复。

高热能、高碳水化合物饮食

高碳水化合物饮食可供给足够的热能，减少蛋白质的消耗，防止低血糖（血糖食品），还可以有效保护肝细胞免受麻醉剂的损害。此外，还可增加机体的抵抗力，增加热量，以弥补术后因进食不足导致热能的消耗，所以前列腺癌患者应该多食高热能、高碳水化合物饮食。

补充足够的维生素

维生素C可降低毛细血管通透性，减少出血，对促进组织再生及伤口愈合很有帮助。维生素（维生素食品）K主要参与凝血过程，可减少术中及术后的出血。B族维生素缺乏时，会引起代谢障碍，伤口愈合和耐受力都会受到一定的影响。

维生素 A 可促进组织再生，加速伤口的愈合。因此，术前一定要多吃富含维生素的水果（水果食品）、蔬菜（蔬菜食品）等，以补充充足的维生素。

推荐食谱

羊肉当归饮

羊肉 250 克，当归 10 克，黄芪 10 克，生姜 10 克。羊肉加水煮至七成熟后，把当归、黄芪、生姜用布袋装好扎口，放入锅中，文火煎煮羊肉熟烂即可，饮汤食肉。主治前列腺癌小便淋漓偏虚寒者。

➕ 手术后

营养不良已经成为严重威胁前列腺癌患者术后康复的因素，应该遵循合理的健康饮食搭配，才能保持术后更好地恢复。术后最好能做到低脂饮食，并补充多种维生素、钙以及优质蛋白质。多吃一些富含维生素的水果，如苹果、山楂、草莓、猕猴桃、香蕉等，不仅微量元素丰富，而且还含有皂苷、黄酮类物质等，有助于抗癌。

术后饮食禁忌：

1. 限制脂肪的摄入，脂肪摄入量占总摄入热量的 20%~30%。

2. 不吃垃圾食品，饮食中尽量避免饱和脂肪。不吃牛羊肉、狗肉、鸡肉、鱼虾、辣椒等辛辣食物，不吃生冷、油腻、油炸、腌制、烟熏食物等。

3. 不吸烟、不酗酒。

➕ 放化疗期

1. 化疗前后宜进高蛋白、高热量、多维生素的饮食，食物不可太单调，多食富有营养的新鲜蔬菜和水果。在饮食的调配上要注意色、香、味的搭配，以增进食欲。化疗间期的饮食可以增强患者体质、提高患者体力，以利于患者进行长期的抗癌治疗。

2. 化疗期间饮食宜清淡、少油、富有营养、易消化，可进少渣半流质饮食，忌食油腻、辛辣、腌制、熏制、难消化的食品，提高饮食的营养价值，保证营养的供给。

3. 少量多次进餐、饮水，避免过饱。尽可能坐起来进餐、饮水，之后半小时再卧床。进餐时鼓励家属陪伴。

4. 部分治疗和检查应在进食前完成。

5. 病人如果出现腹泻情况，禁止进食产气和易引起腹痛的食物如碳酸饮料、玉米、空心菜、豆类、糖果等，禁食油腻食物及乳制品，宜少渣、低纤维饮食。

前列腺癌患者的生活调护

1. 防止并发症：由于前列腺癌患者一般体质较弱，往往易并发疾病，如上呼吸道感染、糖尿病、肺炎、肠炎和心脑血管疾病等，所以要注意预防。

2. 精神饱满，情绪乐观：如精神高度紧张、情绪易于波动、情感上过于脆弱等都会造成寝食不安、身体抗癌能力下降，引起病情恶化。

3. 进行适当体育锻炼：患者可根据自身体质情况，选择散步、游泳、打太极拳、练剑和慢跑等活动项目，运动量以不感到疲劳为度。

防癌抗癌小贴士

前列腺癌患者术后护理

1. 手术后 6 小时改半坐卧位，手术后 24 小时尽早下床活动。下床时需有家属陪同，避免摔倒。

2. 术后胃肠功能恢复后（肛门排气）后可少量多次进食流质饮食，包括米汤、菜汤和少油的鱼肉汤等等，之后根据病情恢复，逐步过渡到半流质饮食、普通饮食。

3. 患者术后需留置切口引流管，准确记录切口引流液的量，观察引流液的颜色变化，如引流液量逐步减少，颜色变淡则表示恢复良好，切口敷料渗湿则及时通知医生换药。

胰腺癌

胰腺，深藏在人体左上腹的最深处，与肝、胆、肠、胃等器官紧密相邻，其后方是错综复杂的血管和神经组织，特殊的位置也导致它更易"隐藏病情"。胰腺癌，可能并不被很多人所熟知，但却是常见的、恶性程度高的消化系统肿瘤。

胰腺癌被医学界称为"癌症之王"，是所有恶性肿瘤中预后最差的癌症。胰腺癌是诊断和治疗都很困难的消化道恶性肿瘤，约90%为起源于腺管上皮的导管腺癌，其发病率和死亡率近年来明显上升，5年生存率1%，是预后最差的恶性肿瘤之一。胰腺癌早期的确诊率不高，手术死亡率较高，而治愈率很低。胰腺癌发病率男性高于女性，男女之比为（1.5~2:1），男性患者远较绝经前的妇女多见，绝经后妇女的发病率与男性相仿。

哪些因素易导致胰腺癌

✚ 内部因素

主要指遗传因素。胰腺癌的发病率有家族史者是无家族史者的3 ～ 13倍，家族中患胰腺癌的人越多，遗传的概率也就越高。

✚ 外部因素

首当其冲的就是吸烟，当然，还有其他的危险因素，例如饮酒，作息、饮食不正常，患有糖尿病以及患有慢性胰腺炎等。其他如良性胰腺肿瘤、口腔炎、胆道疾病、幽门螺杆菌阳性，也会增加胰腺癌发病率。

胰腺癌的临床表现

腹痛

半数以上胰腺癌患者伴有腹痛。病变早期常呈中上腹不适、隐痛或钝痛，仰卧时加重，夜间尤为明显。早期胰腺癌的疼痛可能是因肿瘤压迫，使胰管梗阻、扩张、扭曲及压力增高导致。

黄疸

由于胰管和胆总管共同开口于十二指肠大乳头，所以胰腺癌，特别是胰头癌的患者，由于肿瘤压迫和侵犯胆总管下端，导致胆汁无法顺利排出，便出现了梗阻性黄疸，表现为皮肤以及巩膜黄染，大便发白。

消瘦

短时间内体重明显下降，原因首先是不思饮食或者是由于疼痛所致的食量减少。其次是胰腺功能受损，胰液分泌中的消化酶没有起到作用。还有就是会出现糖尿病的"三多一少"的症状，即多饮、多食、多尿，体重减轻。

胰腺癌的易患人群

1.身体不适型，年龄大于 40 岁，上腹部非特异性不适。

2.疾病突发型，突发糖尿病患者，特别是不典型糖尿病，年龄在 60 岁以上，缺少家族史，无肥胖，很快形成胰岛素抵抗。40% 的胰腺癌患者在确诊时伴有糖尿病。

3.遗传与慢性病型，患有家族性腺瘤性息肉病者，具有胰腺癌家族史者，缓慢胰腺炎患者。

4.术后型，良性病变行远端胃大部切除者，特别是术后 20 年以上的人群。

5 不良习惯型，胰腺癌的高危要素有吸烟、酗酒，以及长时间接触有害化学物质等。

胰腺癌的检查与治疗

✚ 胰腺癌的检查

检查项目	内容
血清肿瘤标志物检测	包括糖类抗原 CA199、K-ras 基因等
影像学检查	超声检查、CT 检查、核磁共振检查
在 CT 或超声内镜引导下的细针抽吸细胞学检查	对胰腺癌诊断的准确性可达 76% ~ 90%，其特异性几乎达 100%
PET-CT	是目前针对肿瘤的最高端检查，胰腺病变筛检的敏感性极高，但是费用昂贵
热断层（TTM）检查	是继 X 线、超声、CT、MRI 四大医学影像技术之后的第五大医学影像技术，是一种无创、绿色的功能学检查手段。可极早发现胰腺癌，准确率高

✚ 胰腺癌的治疗

现有临床研究资料表明，胰腺癌是高度恶性肿瘤，预后极差，未接受治疗的患者生存期一般在 4 个月左右，接受治疗后，患者生存期与治疗方案、自身体质等因素有关。就现有的医疗技术水平而言，胰腺癌的治疗仍以外科手术为主，结合放化疗等综合治疗。当前较为常用的治疗胰腺癌的疗法如下。

切除手术

手术是治疗胰腺癌较为常用的疗法，虽然手术的疗效值得肯定，但多数患者在确诊疾病的时候病情已进展到中晚期，无法行根治术。有资料显示，胰头癌手术切除率在 15% 左右，胰体、胰尾癌的切除率更低。

姑息性手术

晚期胰腺癌的姑息性手术有胆管减压引流术及胃空肠吻合术等，胆管引流可有外引流术或内引流术等多种治疗方式。

止痛治疗

晚期胰腺癌压迫腹腔神经丛而出现难以忍受的疼痛，可术中行腹腔神经丛阻滞止痛。

综合治疗

胰腺癌虽病发在胰腺，却不是单纯的胰腺疾病而是全身疾病在局部的表现。在众多着重治疗胰腺局部肿瘤的疗法中，精准治疗技术陀螺刀备受好评。其治疗胰腺癌不用开刀，没有创伤、没有毒副作用，尤其对早期肿瘤、年老体弱、外科手术风险较大及残留、术后复发或转移多病灶、拒绝手术等患者最为适宜。

中医中药治疗

对于促进肿瘤病人术后康复、放化疗减毒增效、减轻晚期肿瘤痛苦、改善生存质量、延长生存等均有一定作用和优势。需要特别指出的是，对于较早期的能通过根治性手术获得治愈机会的患者，千万不要由于单纯采用中医药治疗而贻误病情。

其他疗法

理疗、心理疏导等辅助疗法也是治疗胰腺癌不容忽视的疗法，胰腺癌患者可根据自身的实际情况，辨病辨证选择。

胰腺癌患者不同时期的食养方法

手术前

1.胰腺癌患者要选择易消化、富营养、少刺激性、低脂肪的饮食，多吃新鲜水果和蔬菜。避免暴饮、暴食，戒酒，禁食高脂肪、辛辣刺激的饮食。

2.胰腺癌患者，宜给予高蛋白、多碳水化合物的食物，如奶类、鱼肉、肝、蛋清、精细面粉食品、藕粉、果汁、菜汤、粳米等。

3.尽管饮食的调理对胰腺癌的治疗很有帮助，但也不能盲目进行，还要注意饮食的合理搭配，注意碳水化合物、脂肪和蛋白质的比例。要以碳水化合物为主，脂肪和蛋白质的量要适宜，要食用宜消化的蛋白质，如瘦肉、鸡蛋和鱼；要采用合理的烹调方法，多用煮、炖、熬、蒸、溜、氽等方法，不用油煎、炸、爆炒等方法，防止胰腺过多分泌胰液。

推荐食谱

淡豆豉瘦肉红枣汤

淡豆豉、瘦肉各50克，红枣7枚，清水9碗。将淡豆豉、瘦肉、红枣放入水中煎6小时后剩1碗时即成。每日1次，每次1剂，可连服3个月，具有清热解毒、活血作用。

栀子仁枸杞粥

栀子仁5～10克，鲜藕6克（或藕节10~15节），白茅根30克，枸杞40克，粳米130克。将栀子仁、藕节、白茅根、枸杞装入纱布袋内扎紧，加水煮煎药汁。粳米下锅，下入药汁、清水、烧沸，小火煮烂成稀粥，可加蜂蜜适量调味。适用于胰腺癌，胁肋部胀满腹痛，腹部有块，食欲差，面色少华，倦怠无力者。

➕ 手术后

手术后的胰腺癌病人急需营养补充，此时如果能及时进行适当调养，可以改善病人的营养状况，使病人的免疫能力、抗癌能力增强，提高生活质量。

1.胰腺癌患者刚刚做完手术，创伤大，身体比较虚弱，各项机能短时间无法恢复，这是正常现象。此时，需要禁食，通过周围静脉营养和中心静脉营养，维持机体的生理需要。待到3天左右，肠道蠕动恢复、排气后，可适当吃些无油、全流质饮食，如米汤、果汁或蔬菜汁等。待胃肠道逐步适应后，根据病情再改为低脂半流食或低脂饮食。为确保患者必需的营养，也可服用复方营养混悬剂。

2. 食物是胰腺癌患者术后康复的物质基础。因此，饮食应该合理、充足且富含营养，确保能增强机体的抵抗力，提高对治疗的耐受力，保证治疗计划顺利完成，促进康复。

3. 胰腺癌患者因为消耗大，所以要比正常人多增加20%的蛋白质及热量。如果已出现营养不良，则可以补充更多的蛋白质。摄入的蛋白质建议为植物蛋白和部分动物性蛋白。此外，还需注意选择低脂肪、低盐和富含维生素、矿物质的食品，这有利于胰腺癌患者的治疗和康复。

胰腺癌患者手术以后，可用补益气血、健脾和胃之品，如赤豆、蚕豆、山药、枸杞、淡菜、无花果、榛子、牛奶、菱角粉等。胰腺癌患者可适当吃一些具有软坚散结、疏肝理气作用的食物。如山楂、麦芽、薏米、赤豆、荠菜、麦冬、木香、瓜蒌、当归、黄芪、党参、银花、海带、海藻、紫菜等。

胰腺癌患者的生活调护

1. 养成良好的生活起居习惯，定时起床、进食及活动，避免消极悲观，适时调整自己的情绪，保持积极乐观的心态。

2. 做好日常翻身拍背工作，预防压疮。多数胰腺癌患者伴有疼痛，且疼痛难忍，影响进食和睡眠，所以在不痛的时候，患者一定要注意及时补觉，以保持良好的体质。

3. 心理护理，安定情绪，遇到不愉快或不称心的事，应冷静思考，切忌急躁或暴怒。患者家属也要时刻注意患者情绪，帮助患者保持良好的心态，从而有益治疗。

4. 适当增加户外活动，增强体质，多在阳光下运动。与此同时，还要注意观察病情变化及生命体征的监测，及时发现并发症及不适，以便及时进行治疗。

淋巴癌

淋巴癌又称淋巴瘤，是起源于淋巴、造血系统的恶性肿瘤，主要表现为无痛性淋巴结肿大，肝脾肿大，全身各组织器官均可受累，伴发热、盗汗、消瘦、瘙痒等全身症状。

哪些因素易导致淋巴癌

免疫因素

免疫因素是发生淋巴癌的一个重要原因。人体免疫力强的话，就能够抵抗住各种病毒的侵袭，如果免疫系统出现问题，就比较容易患上各种疾病，淋巴癌的出现就是人体免疫系统出现问题的表现。

病毒原因

引起淋巴癌的病毒可能有 EB 病毒、人类嗜 T 淋巴细胞病毒、人类嗜 B 淋巴细胞病毒。如果人感染这些病毒就比较容易发生淋巴癌，所以检查这些病毒的存在与否也是诊断淋巴癌发生的重要依据。

遗传因素

一般来说淋巴癌具有遗传倾向，父辈出现淋巴癌，子女感染淋巴癌的机会会大大增加。所以如果父辈有淋巴癌就需要子女及早预防淋巴癌的发生，做到早发现、早治疗。

➕ 物理因素

淋巴癌不仅仅与机体吸收的辐射有关系，并且与吸收辐射的年龄也有非常大的关系，一般来说 25 岁以下受到辐射的话，出现淋巴癌的机会比其他年龄段受到辐射发生淋巴癌的机会更大。

➕ 化学因素

某些化学物质也会导致淋巴癌的发生，所以为了避免淋巴癌的发生，在接触化学物质的时候一定要及时做好各种防护措施。

➕ 饮食结构

随着现代生活方式的改变，很多食物都受到了污染，如果长期食用这些被污染的食物，就比较容易发生淋巴癌。另外偏碱性的体质才是健康的体质，如果人体长期处于不健康的酸性体质，时间长了也可能导致淋巴癌的发生。

淋巴癌的临床表现

➕ 淋巴结肿大

包括浅表和深部淋巴结肿大，其特点是肿大的淋巴结为进行性、无痛性，质地硬，多可推动，早期彼此不粘连，晚期则可融合，抗炎、抗结核治疗无效。浅表淋巴结以颈部为多见，其次为腋下及腹股沟淋巴结。深部以纵隔、腹主动脉旁淋巴结多见。

➕ 淋巴结肿大引起局部压迫症状

主要是指深部淋巴结，如肿大的纵隔淋巴结，压迫食管可引起吞咽困难；压迫上腔静脉引起上腔静脉综合征；压迫气管导致咳嗽、胸闷、呼吸困难及紫绀等。

发热

热型多不规则，体温多在 38 ～ 39℃，部分病人可呈持续高热，也可间歇低热，少数有周期热，多数病人还有夜间或入睡后出汗的现象。

皮肤瘙痒

这是早期淋巴癌的症状中较特异的表现，是无原发皮疹，但有瘙痒的一种皮肤病。皮肤瘙痒症属于神经精神性皮肤病，是一种皮肤神经官能症疾患。局灶性瘙痒发生于病变部淋巴引流的区域，全身性瘙痒大多发生于纵隔或腹部有病变的病例。

淋巴癌的易患人群

一些年轻人经常熬夜加班，长期过度疲劳，导致机体免疫功能下降，这些都与淋巴癌发病逐渐年轻化的趋势有关。再加上自身抵抗力弱了，平时就容易感冒，这样病毒感染的机会也增多，容易惹病上身。

另外，环境污染加重，生活节奏加快等，都是导致淋巴癌高发的原因之一。不少办公室白领承受着巨大的工作压力，还需经常加班，长时间处于电子辐射或射线环境，或不慎接触了含苯或有机溶剂的化学药品等，都有可能诱发淋巴癌。

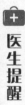 **医生提醒**

淋巴瘤触摸自检

表浅部位 0.5cm 以上的淋巴瘤，是可以自行检查发现的，可自行检查耳后根、下颌部、颈部、锁骨上窝腋窝、肘窝、腹股沟等部位的淋巴结，若体表有进行性增大、无明显原因、无痛性的肿块，尤其触感上有如橡皮般韧性的肿块，建议到肿瘤医院和肿瘤专科接受详细的检查。

淋巴癌的检查与治疗

➕ 淋巴癌的检查

检查项目	内容
CT、核磁共振和声像图检查	可发现胸内、腹膜后、肠系膜之淋巴结病变及肝脾病变
下肢淋巴管造影	对腹膜后淋巴瘤的诊断、分期、判断疗效和观察复发方面是一项准确性较高、安全简单和并发症少的检查技术，在某些方面优于 CT 和声像图，它能发现正常大小的病变淋巴结内部结构变化
剖腹探查	可明确脾、肝及腹腔内淋巴结是否受累，为采用放射治疗，确定照射野所必不可少（病理分期）。如同时作脾切除，还可以避免因脾区放疗对邻近组织器官的损伤
活体组织检查	这是确定诊断必不可少的检查方法。一般应选择下颈部或腋部的淋巴结，因颌下及腹股沟部淋巴结常有慢性炎症，影响诊断的准确性。斜角肌脂肪垫活检，对纵隔或肺部病变有一定诊断意义
骨髓活检	对诊断和查明病期比骨髓涂片阳性率高。凡血清碱性磷酸酶升高，不能解释的贫血、血小板减少，X 线片疑有骨侵犯以及 Ⅲ 期以上病人均应作骨髓活检

➕ 淋巴癌的治疗

放射治疗

某些类型的淋巴瘤早期可以单纯放疗。放疗还可用于化疗后巩固治疗及移植时辅助治疗。近年来美国也在不断改进放疗方案，进行新治疗方法的研究，如采用质子刀放射治疗淋巴瘤，能减少并发症的发生。

化学药物治疗

淋巴瘤化疗多采用联合化疗，可以结合靶向治疗药物和生物制剂。近年来，淋巴瘤的化疗方案得到了很大改进，很多类型淋巴瘤的生存期都得到了延长。淋巴瘤的八项治疗药物也是在不断研发和改进，更加具有疾病针对性，同时副作用更小，疗效更可靠。

骨髓移植

对 60 岁以下，能耐受大剂量化疗的中高危患者，可考虑进行自体造血干细胞移植。部分复发或骨髓侵犯的年轻患者还可考虑异基因造血干细胞移植。

手术治疗

仅限于活组织检查或并发症处理；合并脾机能亢进而无禁忌证，有切脾指征者可以切脾，以提高血象，为以后化疗创造有利条件。

免疫疗法

关于淋巴瘤的免疫疗法提出已多年，美国目前也在积极的临床试验阶段。如目前正在进行的基因工程 T 细胞免疫疗法（检查 CART），主要针对 CD20 阳性 B 细胞型难治性非霍奇金淋巴瘤 NHL、淋巴细胞白血病等的临床研究，在早期的试验中也显示出良好的反应率。

中医药治疗

淋巴癌是一种全身性疾病，这点比较符合中医治疗肿瘤的思想。中医治疗肿瘤的方法属于整体治疗，其治疗思想为"抑扶平衡"疗法，具体解释为：使用中医扶正类药物提高自身免疫力，辅以抗击肿瘤的药物达到带瘤生存的目的。

淋巴癌患者不同时期的食养方法

化疗期的饮食

1.食物要少而精。化疗期间会出现恶心、呕吐、腹泻、食欲不振等症状，多数人食量较少。因此淋巴癌的饮食选择应是高质量蛋白质、高热量食品多样交替，坚持进食。病人因呕吐食物摄入量不够时，可从静脉辅助给予葡萄糖、氨基酸、蛋白等。

2. 多吃富含维生素 C 和维生素 A 的食物。医学研究证明，维生素 C 能增强细胞中间质功能，可以增强全身抵抗力，抑制癌细胞的增生。许多蔬菜水果，如番茄、山楂、橙子、柠檬、大枣、鲜雪梨、猕猴桃等都含有丰富的维生素 d。

含维生素 A 丰富的食物，有蛋黄、动物肝（猪、羊、鸡等）、胡萝卜、莴笋叶、油菜、白萝等。维生素 A 的主要功能是维持上皮组织正常结构，刺激机体免疫系统，调动机体抗癌的积极性，抵御致病物质侵入机体。

3. 淋巴癌的饮食要少食多餐。在三餐之外可增加一些体积小、热量高、营养丰富的食品，如巧克力、面包干、蛋类制品。进餐时避开化疗药物作用的高峰，如静脉化疗最好空腹时进餐。

淋巴癌患者的生活调护

1. 淋巴癌患者在手术后应该根据医生的要求，积极配合治疗，并且按时、规律服药，避免中途自行停药或减药现象发生。如果患者需要接受化学治疗，则必须在特定的时间进行白细胞的检查，如果正常则可以继续治疗，当白细胞指标在 4000 几以下的时候，则需要立即停止化疗，并配合医生找到其他的治疗方案。

2. 淋巴癌患者在治疗的过程中，会经常出现恶心、呕吐、食欲减退、手麻以及脸痛等症状，严重时还会出现血尿的现象。这些症状的发生都是由于治疗过程中药物带来的危害，这时应该及时向医生反映，配合医生根据自身的情况选择重新选择治疗方案。

3. 淋巴癌患者在手术后应该保持健康规律的生活方式，正常的作息时间，合理的饮食都能够促进疾病的康复。由于术后患者体质较弱，所以应该以休息为主，避免过度劳累，注意劳逸结合。

4. 淋巴癌患者在手术后，应该重视康复的环境，尽量避免去人多的公共场所，以免出现交叉感染的现象。定时进行身体检查和疾病复查，避免并发症的发生，应该特别注意颈、腋窝以及腹股沟部位是否出现淋巴结肿大的现象，如果出现应该及时就诊，避免疾病蔓延。

甲状腺癌

甲状腺癌，简称"甲癌"。近年来，不仅在我国，在世界范围内甲状腺癌的发病率也呈逐年迅猛上升的趋势， 其发病率每年以 6.2% 速度逐年递增，尤其以女性患者居多。

在正常情况下，我们在颈部是不易摸到甲状腺轮廓的，当看到或摸到脖子肿大或包块时，需要警惕甲状腺疾病的可能。这个时候建议到专科医院就诊行颈部超声波检查，通过简便无创的检测即可初步明确疾病的性质。

哪些因素易导致甲状腺癌

遗传因素

甲状腺癌与家族史息息相关。如果家族中的祖父母、外祖父母、父母、兄弟姐妹或子女中有一人或多人患有甲状腺癌，那么罹患甲状腺癌的风险就比一般人高。

电离辐射

所谓电离辐射，是指波长短、频率高、能量高的射线。最容易受电离辐射影响的部位就是甲状腺。因为它位于颈部的表浅部位，无遮无拦。儿童及青少年的甲状腺对电离辐射更加敏感，比成人更容易得甲状腺肿瘤。

碘摄入

碘摄入过多或过少，都有可能导致甲状腺癌发生。研究表明，碘摄入过量者，多罹患恶性程度较低的甲状腺癌，如乳头状癌；而碘摄入不足者，多罹患恶性程度较高的甲状腺癌，如滤泡状癌。

✚ 雌激素

某些研究发现，雌激素本身可能为促癌物，与甲状腺癌的发生有关联。这也可以解释为什么女性更容易得甲状腺癌。

✚ 肥胖

肥胖与许多癌症的发生有关，包括甲状腺癌。肥胖者体内的胰岛素水平比较高，过多的胰岛素会刺激甲状腺细胞增殖、转化，促使甲状腺癌的发病。

✚ 不良生活方式

不良的生活方式，例如吸烟、情绪抑郁或焦虑，都可能诱发甲状腺结节出现。甲状腺结节有一小部分可能就是甲状腺癌，良性甲状腺结节也可能恶变成甲状腺癌。

医生提醒

关于甲状腺癌的两个误区

① "大脖子病"不是甲状腺癌，大脖子病是甲状腺的良性增大，医学上称为结节性甲状腺肿。但少数病人，肿物突然增长加快，这就是恶性改变的信号，需要及时就医检查。

② 甲状腺结节，彩超发现的结节常为结节性甲状腺肿，是一种良性病变，人群检出率很高，约有 27%～78%，也就是说接近 1/3 到 3/4 的健康人群可能通过彩超发现甲状腺结节，其中仅有少数（5%～15%）可能存在癌变。

甲状腺癌的临床表现

✚ 早期症状

瘤内出血瘤体会突然增大，伴胀痛；有些肿块会逐渐吸收而缩小，圆形或椭圆形，表面光滑，边界清楚，质地韧实，与周围组织无粘连，无压痛，可随吞咽上下移动。肿瘤直径一般在数厘米，巨大者少见。

✚ 晚期症状

1. 肿瘤近期迅速增大。
2. 瘤体活动受限或固定。
3. 出现声音嘶哑、呼吸困难等压迫症状。
4. 肿瘤硬实、表面粗糙不平。
5. 出现颈淋巴结肿大。

甲状腺癌的易患人群

✚ 甲状腺疾患患者

甲状腺肿、甲状腺结节患者，尤其是反复发作桥本甲状腺炎合并甲状腺结节，甲状腺结节逐渐增大者，需警惕甲状腺癌发生。

✚ 经常暴露在高辐射工作环境中的人

经常暴露在高辐射环境中的人群较一般人群更容易得甲状腺癌。

✚ 女性

有研究发现，女性更容易患甲状腺癌。因为包括雌激素和孕激素在内的女性激素，很可能参与甲状腺癌的发生发展。20 ~ 40 岁的女性处于生命旺盛期，体内激素水平是一生中最高阶段，因此甲状腺癌多见于 20 ~ 40 岁女性患者。

✚ 碘摄入量过多人群

碘摄入量的多少直接影响甲状腺生理功能的正常与否，甚至增加患甲状腺癌的风险。

✚ 有甲状腺相关疾病家族史人群

家族中有甲状腺相关疾病的人群，如甲状腺髓样癌或甲状腺肿大，那么其亲属患甲状腺癌的风险要比常人高很多。因此，对于家族中有患甲状腺癌等相关疾病的人群，一定要有针对性的做好定期检查。

✚ 年龄大于 45 岁

由于甲状腺恶性肿瘤早期没有任何征兆，生活中无论是否为高危人群，都应该定期做好甲状腺癌的筛查。发现可疑甲状腺结节者，需要到医院找专业医师明确诊断。甲状腺癌一旦确诊也不必惊慌，因为甲状腺癌早期诊断、早期规范治疗，大多预后非常良好。

甲状腺癌的检查与治疗

✚ 甲状腺检查

检查项目	内容
血清总 T3(TT3)	正常范围在 1.6—3.0 纳摩尔 / 升，升高是诊断甲亢最敏感的指标，也可判断甲亢有无复发，也见于功能亢进型甲状腺腺瘤、多发性甲状腺结节性肿大。降低见于甲状腺功能减退、肢端肥大症、肝硬化、肾病综合征等。
血清总甲状腺素 (TT4)	65—155 纳摩尔 / 升为正常，升高见于甲亢、原发性胆汁性肝硬化、妊娠、口服避孕药或雌激素等。降低见于甲状腺功能减退、缺碘性甲状腺肿等。

检查项目	内容
血清游离甲状腺素 (FT4)	10.3—25.7 皮摩尔 / 升，升高见于甲亢、甲状腺激素不敏感综合征、多结节性甲状腺肿等。降低见于甲状腺功能减退、应用抗甲状腺药物、糖皮质激素等药物。
血清游离 T3(FT3)	6.0—11.4 皮摩尔 / 升，升高见于甲亢、甲状腺激素不敏感综合征等。降低提示低 T3 综合征、慢性淋巴细胞性甲状腺炎晚期、应用糖皮质激素等。
血清反 T3(rT3)	0.2—0.8 纳摩尔 / 升，诊断甲亢符合率达 100%，但老年人、非甲状腺疾病和药物也可使其升高，如糖尿病、急性心梗、口服普萘洛尔、丙硫嘧啶等。甲状腺功能减退、慢性淋巴细胞性甲状腺炎、药物影响可使其降低。
促甲状腺激素 (TSH)	敏感 TSH(sTSH)：0.4—3.0 毫单位 / 升，超敏 TSH(uTSH)：0.5—5.0 毫单位 / 升。升高见于甲状腺功能减退、单纯性甲状腺肿、腺垂体功能亢进、甲状腺炎等。降低提示一般血 uTSH<0.5 毫单位 / 升可确诊为甲亢。但 TSH 降低也见于腺垂体功能减退、皮质醇增多症等。

✚ 甲状腺肿瘤治疗方法

化学治疗

分化型甲状腺癌对化疗反应差，化疗多和其他治疗方法联合用于一些晚期局部无法切除或远处转移的病人。以阿霉素最为有效，反应率可达 30% ~ 45%，可延长生命，甚至在癌灶无缩小时长期生存。

放射治疗

各种类型的甲状腺癌对放射线的敏感性差异很大，几乎与甲状腺癌的分化程度成正比，分化越好，敏感性越差，分化越差，敏感性越高。因此，未分化癌的治疗主要是放射治疗。

甲状腺癌患者不同时期的食养方法

✚ 术前饮食

由于甲状腺癌是恶性肿瘤的一种，其平时生活中也需要遵循肿瘤患者普遍的饮食原则，即肿瘤患者饮食七字真言"素、粗、少、杂、淡、烂、温"。

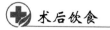 **术后饮食**

食谱结构要合理

在制作食谱时，要尽可能做到：清淡和高营养相结合，质软易消化和富含维生素相结合，新鲜和食物寒热温平相结合。最好在医生的指导下进行。

讲究烹调方法和进食方法

食物在味、色、香、形上下功夫，设法增进病人食欲，尽可能适合和满足病人的口味爱好和习惯。还要根据病人的消化能力，采取少量多餐，粗细搭配，流质、软食与硬食交替，甜咸互换等形式进餐。吃饭时要创造愉悦气氛，尽量与亲属同进食。吃饭前，尽量避免油烟味等不良刺激。在病人放、化疗间歇期，抓紧食欲好转的有利时机补充营养。

控制总热量

癌症病人每日从食物摄入的总热量尽可能不低于正常人的最低要求，即每日在10千焦以上。因为癌症病人体内蛋白质分解快，合成代谢功能减低，营养处于入不敷出的负氮平衡状态，故对蛋白质的需求量增加。一般每日摄入蛋白质应达到1.5克体重以上，而且应以优质蛋白质为主，如鸡蛋、牛奶、肉类、豆制品等。

营养平衡

根据病人的需要，各种营养素要相对适量齐全，除充足优质的蛋白质摄入外，一般应以低脂肪、适量碳水化合物为主。注意补充维生素、矿物质、纤维素等，这些可从新鲜蔬菜和水果中获得。

推荐食谱

扁豆红枣粳米粥

材料：山药100克，扁豆100克，红枣10枚，粳米500克。

做法：上述原料加水熬粥，每日服3次，1次100毫升左右。

此粥以健脾益气止泻为主，病久脾胃虚弱的甲状腺癌患者，多见纳差乏力，便溏等，可坚持服食。

冰糖百合莲子粥

材料：百合５克，莲子６克，红枣１０枚，冰糖适量，水淀粉适量。

做法：银耳水发后，除去根部泥沙及杂质，放入碗中。红枣洗净去核，放入碗中备用。锅上火，加入适量清水，放入银耳、莲子、红枣煮沸。待银耳、莲子、红枣熟烂后，加入冰糖调味，盛入碗中即可。

甲状腺癌患者的生活调护

1.手术病人回病室后取平卧位，待其血压平稳或全麻清醒后取高坡卧位，以利呼吸和引流；指导病人保持头颈部处于舒适体位，在改变卧位、起身和咳嗽时可用手固定颈部，以减少震动和保持舒适。

2.在重视术后病人主诉的同时，通过密切观察其生命体征、呼吸、发音和吞咽状况，及早发现甲状腺术后常见并发症，并及时通知医师；常规在病床旁放置无菌气管切开包；遵医嘱吸氧。

3.颈丛麻醉者，术后６小时起可进少量温或凉流质，禁忌过热流质，以免诱发手术部位血管扩张，加重创口渗血；适当限制肉类、乳品和蛋类等含磷较高食品的摄入，以免影响钙的吸收。

4.对手术野放置橡皮片或引流管者，保持引流通畅，定期观察引流是否有效。

5.甲状腺癌病人术后多有不同程度的心理问题，指导病人调整心态，积极配合治疗。

6.为促进颈部功能恢复，术后病人在切口愈合后可逐渐进行颈部活动，直至出院后３个月。颈淋巴结清扫术者，因斜方肌不同程度受损，功能锻炼尤为重要。故在切口愈合后即应开始肩关节和颈部的功能锻炼，并随时保持患侧上肢高于健侧的体位，以防肩下垂发生。